Kohlhammer

Die Autorin

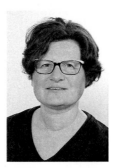

Susette Schumann, Gesundheits- und Krankenpflegerin, Master of Business Administration Gesundheitsmanagement, Tätig in der Fort- und Weiterbildung beim Evangelischen Diakonieverein Berlin-Zehlendorf, stellv. Vorstand der Deutschen Fachgesellschaft Aktivierend-therapeutische Pflege e. V.

Susette Schumann

Selbstbestimmung älterer Menschen

Lehrbuch zur praktischen
Umsetzung des umfassenden
Pflegebedürftigkeitsbegriffs, Band 2

Verlag W. Kohlhammer

Piktogramme

 Lerntagebuch   ‖Ζ Leitfragen/Leitthesen

1. Auflage 2020

Alle Rechte vorbehalten
© W. Kohlhammer GmbH, Stuttgart
Gesamtherstellung: W. Kohlhammer GmbH, Stuttgart

Print:
ISBN 978-3-17-036348-9

E-Book-Formate:
pdf: ISBN 978-3-17-036349-6
epub: ISBN 978-3-17-036350-2
mobi: ISBN 978-3-17-036351-9

Vorwort

Die Überschrift der gesamten Buchreihe »Altenhilfe verstehen und umsetzten« bietet eine willkommene Möglichkeit, die Unterstützung älterer Menschen trotz körperlicher, psychischer und sozialer Einschränkungen nicht aus der Perspektive ihrer Schwäche heraus zu beschreiben, sondern vielmehr aus ihrer Position der Stärke. Sie findet ihren Ausdruck in der eingehenden Beschäftigung mit den Kompetenzen älterer Menschen, die sie aufgrund ihrer Lebenserfahrung im Laufe ihres Lebens erworben haben und von der die Pflegenden in der Altenhilfe profitieren können, um Selbstbestimmung, Selbstständigkeit und soziale Teilhabe im Rahmen des Möglichen zu verwirklichen und durch Anstöße zur persönlichen Weiterentwicklung nachhaltig zu sichern. **Selbstbestimmung, Selbstständigkeit und soziale Teilhabe**

Es scheint kein Zufall zu sein, dass auch pflegewissenschaftliche Veröffentlichungen und sozialpolitische Vorgaben den Fokus auf die Kompetenzen älterer Menschen und damit der Gestaltung der Lebensspanne Alter, die sich zwischen persönlicher Abhängigkeit und Unabhängigkeit bewegen kann, richten. Am deutlichsten wird dies an der wissenschaftlich-systematischen Entwicklung des noch »neuen Pflegebedürftigkeitsbegriffes«, der treffender als der »umfassendere Pflegebedürftigkeitsbegriff« beschrieben werden könnte. An seinem Beispiel wird deutlich, dass sich Altenpflege zukünftig inhaltlich mehr auf die zentralen Begriffe wie individuelle Ressourcen, Kompetenzen und in der Folge mit der Betonung der Selbstbestimmung bei älteren Menschen durch die Fokussierung auf ihre Selbstständigkeit konzentrieren wird. Für den Bereich der Selbstbestimmung schließt er an die schon länger gültige Zusage im SGB X an.

Altenpflege befasst sich von daher nur in Ausnahmesituationen und vorrübergehend, wie z. B. bei akuten gesundheitlichen Einschränkungen oder bei Phasen von körperlicher und geistiger Abhängigkeit von Dritten, mit der Kompensation der Selbstbestimmung der älteren Menschen.

Die Fokussierung auf die Selbstbestimmung von älteren Menschen hat dann möglicherweise auch Auswirkungen auf das gängige Altersbild der Schwäche, was gerade professionelle Personen in ihrem Handeln beeinflusst und so Auswirkung auf die Gestaltung der pflegerischen Versorgung haben kann. Damit verbunden ist die Reflexion der eigenen Selbstbestimmungsmöglichkeiten als ein wichtiger Schritt für die Gestaltung der pflegerischen Versorgung. Einschränkungen durch institutionelle Gegebenheiten, z. B. in stationären Pflegeeinrichtungen durch gesetzliche oder innerbetriebliche Vorgaben, beschränken die Selbstbestimmung von älteren Menschen und der Pflegenden gleichermaßen. **Auswirkungen auf das Altersbild** **Reflexion der eigenen Selbstbestimmungsmöglichkeiten**

Die reflektierte Berücksichtigung von Selbstbestimmung liegt sicherlich auch im Interesse der älteren Menschen, die ihre Lebenszufriedenheit eher aus einer von persönlicher Autonomie geprägten Lebensgestaltung ziehen können und die Phasen der persönlichen Abhängigkeit auf das absolute Minimum reduzieren möchten. Wünschenswert wäre deshalb auch, dass ihre Perspektive Eingang in zukünftige Empfehlungen zur qualitätsorientierten pflegerischen Versorgung finden würde und auf diesem Weg ihre Präferenzen und die damit verbundenen persönlichen Entscheidungen Gegenstand des pflegerischen Aushandlungs- und Gestaltungsprozesses werden.

persönliche Entscheidungen

In der vorliegenden Buchreihe »Altenhilfe verstehen und umsetzten« findet sich zum einen die Aufbereitung von aktuellem Wissen zur Selbstbestimmung bei älteren Menschen und zum anderen ein Überblick über Vorgehensweisen, ihre Möglichkeiten und Grenzen der Selbstbestimmung zu identifizieren, sie mit ihnen gemeinsam und aus einer professionellen Perspektive zu bewerten, um im Anschluss daran Interventionen zu verabreden, die den Wünschen und Zielen der älteren Menschen entsprechen. Die Verknüpfung von pflegerischem Wissen und methodischer Vorgehensweise verbindet Theorie mit pflegewissenschaftlichen Inhalten und der persönlichen Bedeutung für den einzelnen älteren Menschen.

Verknüpfung von pflegerischem Wissen und methodischer Vorgehensweise

Fachkompetenz

Die Aufbereitung des aktuellen Wissens zur Selbstbestimmung erfolgt durch eine breit angelegte Darstellung der Inhalte mit dem Ziel der Erweiterung der eigenen Fachkompetenz. Darunter können inhaltliche Fakten, Grundsätze, Grundprinzipien, aber auch Konzepte oder Theorien verstanden werden (vgl. Arbeitskreis Deutscher Qualifikationsrahmen für lebenslanges Lernen 2011). Mit dieser Basis wird es möglich, professionelle Aufgaben zu bewältigen, die sich aus den individuellen Bedürfnissen nach Selbstbestimmung der älteren Menschen ergeben. Eine professionelle Aufgabe bewältigen bedeutet in diesem Kontext, die Identifikation der Einschränkung der Selbstbestimmung bei der Einzelperson, die angemessene und gemeinsame Erarbeitung einer persönlichen Entscheidung unter besonderer Berücksichtigung der individuellen Wünsche und Ziele der älteren Menschen und der begründeten Darstellung eines pflegefachlichen Lösungsangebots. Die sich anschließende Umsetzung des Lösungsangebots, ggf. mit personeller Unterstützung anderer professioneller oder auch nicht professionellen Personen und die Evaluation des erzielten Ergebnisses runden diesen Prozess ab (vgl. ebd.).

Methodenkompetenz

Die Orientierung am person-orientierten pflegerischen Ansatz erfordert die Verfeinerung der eigenen Methodenkompetenz im Sinne professioneller Vorgehensweisen, sich den möglichen Einschränkungen der Selbstbestimmung der älteren Menschen systematisch zu nähern. Sie beinhaltet die Kenntnis um ein an Systematiken oder Prinzipien orientiertes reflektiertes Handeln. Beides stellt in den Mittelpunkt, professionelle Gestaltungs-, Entscheidungs- und Handlungsoptionen unter Einbeziehung der älteren Menschen zu erkennen und zu nutzen (vgl. Arbeitskreis Deutscher Qualifikationsrahmen für lebenslanges Lernen 2011).

Pflegerischer Qualifikationserwerb

Es ist zu begrüßen, dass mit dem Pflegeberufegesetz (PflBG) im Jahr 2020 die Qualifikationserfordernisse des Deutschen Qualifikationsrahmens darin

Eingang finden. Mit diesem Schritt basieren der berufliche und der hochschulische pflegerische Qualifikationserwerb aller zukünftigen Pflegenden auf einheitlichen Anforderungen, die den Dialog und die Kooperation zwischen den Absolventen beider Qualifikationswege zum Nutzen der älteren Menschen verbessern helfen.

Die dazu unterstützend eingeführten Vorbehaltstätigkeiten müssen von beruflich pflegenden Personen ausgeführt werden, die eine Berufserlaubnis haben (vgl. Bundesgesetzblatt Juli 2017) und umfassen:

Vorbehaltstätigkeiten

- Die Erhebung und Feststellung des individuellen Pflegebedarfs.
- Die Organisation, Gestaltung und Steuerung des Pflegeprozesses.
- Die Analyse, Evaluation, Sicherung und Entwicklung von Qualität der Pflege (vgl. Bundesgesetzblatt Juli 2017).

Konkretisiert werden die pflegerischen Vorbehaltstätigkeiten durch die Beschreibung des zukünftigen Ausbildungsziels, das im Rahmen der Ausbildung zu erreichen sein wird, um als professionell Pflegende tätig werden zu dürfen.

Die Ausbildung soll Pflegende insbesondere im Umgang mit der Selbstbestimmung der älteren Menschen dazu befähigen, die Vorbehaltstätigkeiten im Detail auszuführen. Dazu gehören:

- Die Bedarfserhebung und Durchführung präventiver und gesundheitsfördernder Maßnahmen.
- Die Beratung, Anleitung und Unterstützung von älteren Menschen bei der individuellen Auseinandersetzung mit Gesundheit und Krankheit sowie bei der Erhaltung und Stärkung der eigenständigen Lebensführung und Alltagskompetenz unter Einbeziehung ihrer sozialen Bezugspersonen.
- Die Erhaltung, Wiederherstellung, Förderung, Aktivierung und Stabilisierung individueller Fähigkeiten der zu pflegenden Menschen insbesondere im Rahmen von Rehabilitationskonzepten sowie die Pflege und Betreuung bei Einschränkungen der kognitiven Fähigkeiten (vgl. Bundesgesetzblatt Juli 2017).

Das in Zukunft zu erreichende Ausbildungsziel orientiert sich im Bereich der Fachkompetenz an Prävention und Gesundheitsförderung in der Pflege, an der Befähigung älterer Menschen zu einer eigenständigen Lebensführung und zur Wiedererlangung verlorengegangener Kompetenzen durch einen Rehabilitationsprozess. Das Ziel der künftigen Ausbildung fokussiert auf den Erhalt oder die Wiedererlangung von Selbstständigkeit zur eigenständigen Lebensführung, die die größtmögliche Selbstbestimmung und ihren Respekt vor dieser bei älteren Menschen mit einschließt.

Ausbildungsziel

Inhalt

1 Darstellung einer methodischen Vorgehensweise: den Einzelfall verstehen

Den Einzelfall verstehen: es stellt sich zu Beginn die Frage, was im Zusammenhang mit Selbstbestimmung des älteren Menschen als »Einzel« und was als »Fall« bezeichnet werden kann?

»Einzel« kann für ein singuläres Ereignis, eine individuelle Situation, einen persönlichen Wunsch, ein persönliches Ziel, eine persönliche Entscheidung, für eine am einzelnen älteren Menschen ausgerichtete professionelle Aufgabe, Anforderung und deren erzieltes Ergebnis stehen. Grundlage ist die Einschätzung der persönlichen Entscheidungskompetenz, um die persönliche Selbstbestimmung zu leben.

Als »Fall« kann etwas bezeichnet werden, womit eine Person rechnen muss, z. B. eine bestimmte Entscheidung treffen zu müssen oder das Auftreten oder Vorhandensein einer Erkrankung oder Einschränkung in Alltagskompetenzen, die der professionellen Unterstützung bedarf.

Das »Verstehen« des Einzelfalls als person-orientierter Ansatz bezieht sich auf die Wahrnehmung und die Deutung von verbal kommunizierten Worten, als beobachtete Handlungen oder Situationen als Ausdruck nonverbaler Kommunikation. Dazu zählt, etwas sowohl kognitiv als auch intuitiv zu erfassen oder zu durchdringen, etwas deutlich wahrnehmen zu können, eine gute, vom gegenseitigen Verständnis getragene Beziehung zu haben oder etwas gut und sicher zu können.

Den »Einzelfall verstehen« zeichnet sich deshalb durch seine facettenreiche Bedeutung aus, die sich mithilfe verschiedener Methoden erschließen lässt (▸ Abb. 1).

Der erste Schritt ist das Kennenlernen und das Wahrnehmen einer Person oder einer Situation durch die Kommunikation miteinander. Sie kann verbal, nonverbal oder eine Mischung aus beidem sein. Im Laufe der Kommunikation sollen die persönlichen Wünsche und auch die Ziele des älteren Menschen deutlich werden. In der Regel wird er sehr ausführlich das aktuelle Problem bei der Alltagsgestaltung schildern und das bietet die Möglichkeit die persönliche Situation, aber auch den eigenen Leidensdruck zu schildern. Aus diesen Schilderungen lassen sich entscheidungsrelevante Sachverhalte ableiten.

Die Pflegende nimmt diese Schilderungen auf und deutet sie aus der Perspektive des älteren Menschen und aus ihrer pflegefachlichen Perspektive und bietet die gemeinsame Erarbeitung von persönlichen Entscheidungsmöglichkeiten an, um die Basis für die größtmögliche selbstbestimmte Entscheidung zu schaffen.

Den Einzelfall verstehen

Person-orientierter Ansatz

Kennenlernen und Wahrnehmen einer Person

Erarbeitung von persönlichen Entscheidungsmöglichkeiten

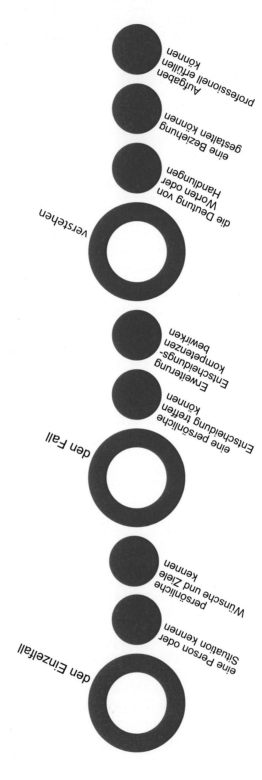

Abb. 1: Chronologie und inhaltliche Bedeutung des Verstehens des Einzelfalls

Der zweite Schritt ist die gemeinsame Suche nach einer Entscheidung für die Lösung des identifizieren Problems. Die gemeinsam erarbeitete und ausgehandelte Entscheidung und deren Umsetzung begründet eine Beziehung oder ein Arbeitsbündnis zwischen dem älteren Menschen und den Pflegenden auf Zeit, das im weiteren Verlauf die Stärkung der individuellen Selbstbestimmung zum Ziel hat.

> Gemeinsame Entscheidungsfindung zur Lösung des identifizierten Problems

Eine gemeinsame Entscheidung kann auch zum Ziel haben, eine vorhandene Förderung und Entwicklung der älteren Menschen voranzutreiben. Damit rücken auftretende Probleme zugunsten der Förderung von Ressourcen und den darauf aufbauenden Kompetenzen in den Hintergrund.

Die beiden ersten Schritte sind begleitet von einem kontinuierlichen Verstehensprozess, der nie abgeschlossen sein wird, denn jede neue Information, Situation, jedes neue Ziel kann den Entscheidungsprozess verändern und seine Evaluation nach sich ziehen. Konsequenterweise ändern sich dann auch die angebotenen pflegerischen Interventionen, die eng mit den Entscheidungen verknüpft sind.

> Kontinuierlicher Verstehensprozess

Der Verstehensprozess ist sehr vielschichtig und kann als drei sich beeinflussende Aspekte gesehen werden: in der Kommunikation findet die Deutung von Worten und Handlungen beider Gesprächspartner statt. Jeder der Beteiligten hat allerdings seine eigene Sicht auf die Situation oder auf die Person ihm gegenüber. Um diese unterschiedlichen Perspektiven abzugleichen und sich über das richtige Verständnis zu vergewissern, ist die Deutung der Kommunikation und der Handlungen wesentlich. Damit wird es möglich, die individuelle Wahrnehmung des älteren Menschen und die professionelle Perspektive der Pflegenden in Übereinstimmung zu bringen oder Diskrepanzen zu benennen. Hier setzt dann der oben benannte Aushandlungsprozess an.

> Deutung der Kommunikation und der Handlungen

> Aushandlungsprozess

Der Verstehensprozess ist auch der Beginn einer Beziehungsgestaltung zwischen den Beteiligten. Das Besondere an dieser Beziehung ist die notwendig gewordene professionelle Begleitung bei der Entscheidungsfindung. Die Kombination aus einer Beziehung zwischen den Beteiligten für eine bestimmte Zeit als Begleitung zur persönlichen Stärkung und die gemeinsame Zielerreichung im Sinne eines Arbeitsbündnisses ist von einer hohen Intensität geprägt.

> Professionelle Begleitung der Entscheidungsfindung

Verstehen bedeutet aber auch, Fachkompetenz zu besitzen, um alle pflegefachlichen Anforderungen professionell erfüllen zu können, also sein »Handwerk« zu verstehen. Dazu gehört die pflegefachliche und methodische Kompetenz, um auf eine Vielzahl fachlicher Vorgehensweisen zurückgreifen zu können. Für die Förderung der Selbstbestimmung der älteren Menschen bedeutet dies auch, Entscheidungsoptionen gedanklich vorweg zu nehmen, um bei verschiedenen Entscheidungsmöglichkeiten die jeweils angemessenste und persönlich angepasste Entscheidungsoption zu identifizieren.

> Pflegefachliche und methodische Kompetenz

Einen Einzelfall zu verstehen und zu deuten, um im weiteren Verlauf des Arbeitsbündnisses zu gemeinsamen Entscheidungen zu kommen, bedarf der Stärkung der Entscheidungsfähigkeit und Schaffung von Entscheidungsmöglichkeiten für die älteren Menschen. Diese beiden Voraussetzungen bilden die Grundlage für eine aktiv gelebte Selbstbestimmung. Im Rahmen

> Aktiv gelebte Selbstbestimmung

von gesundheitlichen und funktionellen Einschränkungen, die oft mit Risiken oder Komplikationen einhergehen können, führt das Verständnis des Einzelfalls nicht selten in ein Spannungsfeld. Das Abwägen zwischen einem offensichtlichen Nutzen, aber auch einem möglichen zukünftigen Schaden, führt in eine ethische Konfliktsituation. Um diese Situation aus verschiedenen Perspektiven zu beleuchten und um zu einer ausgewogenen gemeinsamen Entscheidung zu kommen, bietet sich eine ethische Fallbesprechung an. Sie kann als eine Sonderform der Fallbesprechung einberufen werden, hermeneutische oder problemorientierte Fallbesprechungen können durch ethisch orientierte Aspekte ergänzt werden.

1.1   Das ethische Verstehen des Einzelfalls

Verstehens- und Erkenntnisinteresse

Der verstehende Zugang zur aktuellen Situation des älteren Menschen als Einzelfall, kann unterschiedlich gestaltet werden. Zum einen ist die Möglichkeit gegeben, sich auf einzelne Aspekte zu konzentrieren oder zum anderen den Einzelfall so umfänglich wie möglich zu erfassen. Die Wahl der Verstehensmethode hängt vom Verstehens- und Erkenntnisinteresse hinsichtlich der Lebenssituation der älteren Person ab. Sie hängt auch von den kommunikativen Kompetenzen der älteren Menschen ab. Ist der ältere Mensch in der Lage, seine Situation mithilfe seiner Selbstbestimmungskompetenz präzise zu schildern, ist das Verstehen seiner Äußerungen angebracht. Ist der ältere Mensch nicht in der Lage zu kommunizieren, treten an die Stelle seiner Äußerungen die Schilderung der Beobachtungen und Wahrnehmungen der Pflegenden oder der Angehörigen, die es stellvertretend für den älteren Menschen zu verstehen gilt.

Verstehensprozess als Erkundungsprozess

Dieser Verstehensprozess gleicht einem Erkundungsprozess, dessen offenes und umfassendes Verstehen des einzelnen Falles die Informationsgrundlage einer selbstbestimmten Entscheidung bildet und die Nachvollziehbarkeit ermöglicht. Sie ist nötig, um gemeinsam mit den älteren Menschen für sie tragfähige Entscheidungen zu treffen und so ihre Selbstbestimmtheit leben zu lassen. Die Darlegung professionell vorbereiteter Entscheidungsmöglichkeiten in einer für sie verständlichen Alltagssprache können es den älteren Menschen erleichtern, persönliche Angelegenheiten zu den Themen Alltagsgestaltung, Gesundheit, pflegerische Versorgung etc. zu treffen.

Die Deutung als ein Teil des Verstehensprozesses erfolgt unter Berücksichtigung einer inhaltlichen Offenheit und kommt in jedem Deutungsschritt der Konstruktion einer individuellen Wirklichkeit der älteren Menschen näher und nutzt dazu die Informationen aus ihrer subjektiven Wirklichkeit (vgl. Flick 2014). Aus der Schilderung der persönlichen und sozialen Umwelt, erlebten Ereignissen oder Aktivitäten, kann durch den Prozess des Verstehens eine Zuschreibung einer Bedeutung aus der Perspektive der älteren Menschen (vgl. ebd.) durch Pflegende vorgenommen werden.

Diese Verstehensweise führt dazu, sich mit Hilfe der Schilderungen und Beobachtungen der subjektiven Perspektive von älteren Menschen zu nähern. Die systematische Annäherung an diese Perspektive erleichtert im weiteren Verlauf Entscheidungen für die Gestaltung des Alltags, der Gesundheit, der Pflege etc. Sie kann aber auch helfen, sich von einer stark geprägten professionellen Deutung einer Lebenssituation zu lösen, die zu Entscheidungen führen könnte, die nicht unbedingt im Sinne der älteren Menschen sind und somit ihre Selbstbestimmung begrenzen.

Subjektive Perspektive von älteren Menschen

Besonders geeignet ist diese hermeneutisch-verstehende Vorgehensweise bei sehr komplexen Lebenssituationen. Sie können bei älteren Menschen häufig vorkommen, denn bei ihnen treffen körperliche, geistige, seelische oder soziale Einschränkungen auf eine zeitweise Abhängigkeit von anderen Menschen. Im Rahmen der verstehenden Vorgehensweise wird eine Vielfalt von Ursache- und Wirkungsketten sichtbar, die alle in einem mittelbaren oder unmittelbaren Zusammenhang stehen. Dadurch wird ihre Beeinflussung durch Entscheidungen möglich, diese zu stabilisieren oder zu destabilisieren. Deshalb sollen die unterschiedlichen Ursachen und Wirkungen identifiziert werden, um im Anschluss bewertet und selbstbestimmten Entscheidungen z. B. zu Interventionen zugeordnet zu werden (näheres dazu auch in Band 1: Kompetenzen älterer Menschen).

Komplexe Lebenssituationen

Ebenfalls gut geeignet ist die verstehende Vorgehensweise für das Erfassen der Lebenssituationen von älteren Menschen, die kognitiv nicht mehr in der Lage sind, sich verbal verständlich zu machen. Dies ist oft bei Menschen mit einer Demenz der Fall, da sie in einem späteren Stadium unter dem Verlust des Sprachverständnisses und in dessen Folge der Sprechfähigkeit leiden. Hier bietet sich an, sämtliche Beobachtungen die Dritte bei einer Person gemacht haben, zusammenzutragen, um mithilfe ihrer Deutung die mutmaßlichen Wünsche, Ziele, Ressourcen, Bedürfnisse, Bedarfe etc. verstehend herauszufinden. Die beschriebenen und gedeuteten Beobachtungen können dann an die Stelle von verbalen Äußerungen treten, die die Menschen mit einer Demenz mit hoher Wahrscheinlichkeit selbst auch gemacht hätten. Dies öffnet einen Weg, trotz kommunikativer Probleme die innere Erlebenswelt der Menschen mit einer Demenz zu verstehen und zu erkunden. Dieses Verstehens- und Erkenntnisinteresse macht erst die individuelle und spezielle Vorbereitung einer Entscheidung möglich, die allerdings nur durch das Nachvollziehen des mutmaßlichen Willens vorbereitet werden kann. Dabei bezieht sich der Begriff des mutmaßlichen Willens nicht auf juristische Definition, sondern auf die Lebenssituation, auf die Biographie oder auf das Lebensumfeld der älteren Menschen in seiner ganzen Komplexität. Sie zu berücksichtigen scheint wichtig, um die nötige inhaltliche Offenheit und Subjektivität miteinander zu verbinden.

Erfassen der Lebenssituation

Nachvollziehen des mutmaßlichen Willens

1.1.1 Die pflegerische Fallarbeit: die ethische Fallbesprechung

Das Vorgehen der Wahl zum verstehenden Ansatz ist die sog. »Pflegerische Fallarbeit« (vgl. Schrems 2013). Sie zeichnet sich durch die inhaltliche Offenheit aus, d. h. alle Informationen von möglichst vielen beteiligten Berufsgruppen, der älteren Menschen oder ihrer Angehörigen werden gesammelt, da sie alle von Bedeutung sein können. Die Vielzahl der zu erwartenden Informationen werden zusammengetragen, sortiert, in Beziehung gesetzt und daraus Hypothesen für das Verständnis des Einzelfalls gebildet. Diese aufgestellten Hypothesen können sich widersprechen, da sie aus unterschiedlichen Interessenlagen resultieren oder einen nicht schnell auflösbaren Konflikt beschreiben. Beides kann sich zu ethischen Konflikten entwickeln oder als solche darstellen, die eine ethische Fallbesprechung erforderlich machen.

Ethische Fallbesprechung *(Randnotiz)*

Ethische Fallbesprechungen verfolgen das Ziel, unterschiedliche Personen und Professionen mit ihren Sichtweisen gleichberechtigt miteinander ins Gespräch zu bringen. Dabei ist darauf zu achten, dass abweichende Sichtweisen eingebracht werden können oder sogar sollen, ohne unterdrückt oder als falsch abgewertet zu werden (vgl. Heinemann 2005). Abweichende Sichtweisen können z. B. persönliche einer älteren Person sein, die im Kontrast zum professionellen Auftrag von Pflegenden stehen. So kann sich eine ältere Person gegen Präventionsinterventionen z. B. zur Sturzvermeidung oder der Vermeidung der Mangelernährung aussprechen und die Pflegenden haben möglicherweise Probleme, diese Entscheidung zu akzeptieren, verfügen sie doch aus ihrer Sicht über wirksame präventive Interventionen.

Vier Eckpunkte zur Analyse *(Randnotiz)*

Die Eckpfeiler der späteren Einschätzung einer individuellen Situation der älteren Menschen bilden die Argumente: dem älteren Menschen nicht schaden, seine Autonomie erhalten oder stärken , die gerechte Verteilung der zur Verfügung stehenden Ressourcen, Sorge zu tragen und Gutes zu tun (vgl. Heinemann, 2005). Die vier benannten Eckpunkte können bei der systematischen Analyse des Einzelfalls unterstützen (▶ Abb. 2).

Ethische Fallanalyse *(Randnotiz)*

Die vier Eckpunkte repräsentieren ethisch relevante Kriterien, die im Rahmen einer Fallbesprechung zur ethischen Fallanalyse und Bewertung herangezogen werden können.

Ein professioneller Auftrag lautet in der Regel, Schaden bei einem älteren Menschen zu vermeiden. In Anbetracht vieler pflegerischer und auch medizinscher Interventionen, kann das Ziel etwas Gutes zu tun auch mit einer vorhergehenden Gefährdung einhergehen, z. B. einem Eingriff oder einer Operation. In diesem vorübergehenden Spannungsfeld lässt sich ein ethischer Konflikt skizzieren.

Im umgekehrten Fall kann Gutes tun auch bedeuten, die älteren Menschen lehnen notwendige pflegerische Interventionen ab und nehmen den eigenen entstehenden Schaden billigend in Kauf, z. B. die Ablehnung von Interventionen zur Sturzprävention. Genau in diesem Spannungsfeld, bedeutet auf das Gute tun zu verzichten, die Stärkung ihrer Autonomie.

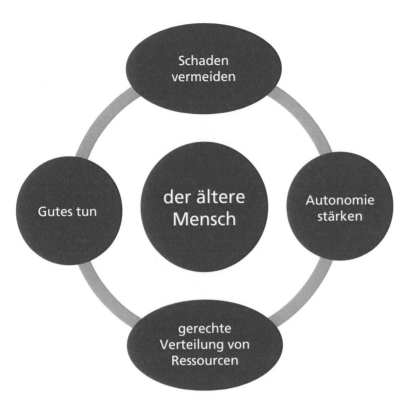

Abb. 2:
Eckpunkte für die
ethische Fallanalyse

Ältere Menschen, die sich aufgrund kognitiver Einschränkungen selbst schaden könnten, führen vor Augen, dass Gutes tun nur mit »ihrem Einverständnis« erfolgen kann, denn wird dieses von Pflegenden übergangen, kann eine ablehnende Reaktion im Sinne von Verhaltensauffälligkeiten erfolgen. Das übergangene einholen des Einverständnisses kann durch Verhaltensauffälligkeiten nonverbal kommuniziert werden. Die Möglichkeit Gutes zu tun ergibt sich erst nach dem Aufbau einer gelungenen Beziehung, in der der ältere Mensch eine Bestätigung seiner wiederhergestellten Autonomie erhält, die ihm ein Gefühl des Person-seins und seiner Würde gibt.

Gutes tun und nicht schaden sind in der Regel mit personellen oder finanziellen Ressourcen verbunden und sind im weitesten Sinn eine Frage der Gerechtigkeit. Pflegerische Interventionen sind die personelle Begleitung eines älteren Menschen oder eine ihn unterstützende Infrastruktur, die eine finanzielle Aufwendung bedeuten kann. Beides steht nicht in unbegrenztem Ausmaß zur Verfügung und wird aus diesem Grund auf Basis von Begründungen zugeteilt. Die ethische Vertretbarkeit steht und fällt mit der Begründung, die aus der Lebenssituation des älteren Menschen heraus erarbeitet werden kann. Die Identifikation einer person-zentrierten Begründung kann gelingen, wenn die gestärkte Autonomie der älteren Menschen ihnen ermöglicht, sich zu Präferenzen zu äußern.

Teilnehmer an einer geplanten Fallbesprechung können die betroffenen Personen, ihre Angehörigen und alle beteiligten Berufsgruppen sein.

Vorgehen einer ethischen Fallbesprechung

Das Vorgehen bei einer ethischen Fallbesprechung ist die Gestaltung von verschiedenen Phasen:

Phase 1

Erkunden

Erkunden: Alle zur Verfügung stehenden Informationen in Form von Zitaten des älteren Menschen oder Beobachtungen Dritter werden in Stichworten notiert. Sie werden in der Reihenfolge notiert, wie sie vorgetragen werden. Alle Beteiligten werden aufgefordert, alle Informationen zu benennen, denn es ist am Anfang der hermeneutischen Fallbesprechung nicht abzusehen, welche Information im späteren Verlauf eine Schlüsselinformation sein könnte. In der Regel kommt eine Vielzahl von Informationen zusammen, die dann auf einem Flip-Chart oder einem ähnlich großen Format notiert werden (▶ Abb. 3). Die Informationssammlung kann dann als abgeschlossen gelten, wenn die Beteiligten keine weiteren neuen Informationen beitragen können oder sich erste Informationen wiederholen. Wenn dieses Stadium erreicht ist, kann von einer Vollständigkeit der Informationen gesprochen werden.

Abb. 3: Informations-sammlung

Fallbesprechung Frau Müller-Lüdenscheidt

XXXX	XXXX	XXXX
YYYY	YYYY	YYYY
ZZZZ	ZZZZ	ZZZZ

Alle Informationen und Beobachtungen werden unsortiert in einer Reihenfolge auf z. B. einem Flipchart dokumentiert. Die Stichwortsammlung sollte von allen Beteiligten eingesehen werden können, damit sie den Verlauf der nun folgenden Phasen aktiv mitverfolgen können.

Phase 2

Erfassen

Erfassen: Da jetzt davon auszugehen ist, dass alle Informationen, die die Beteiligten als relevant erachtet haben, zusammengetragen wurden, können sie sortiert werden. Dabei werden die erfassten Informationen in einem ersten Schritt so sortiert, dass sie inhaltlich einem bestimmten Eckpunkt der ethischen Fallanalyse zugeordnet werden können. So entstehen die Themenfelder Gutes tun, nicht schaden, Autonomie und Gerechtigkeit, die unterschiedlich umfangreich ausfallen können. Alle Informationen werden in ein Themenfeld aufgenommen, auch dann, wenn ggf. nur eine einzige Information vorhanden ist (▸Abb. 4). Dieses Vorgehen soll sicherstellen, dass keine Informationen verloren gehen.

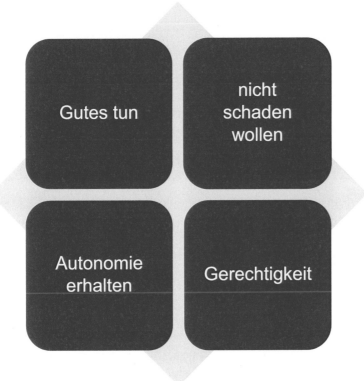

Abb. 4:
Sortierung der Informationen und Finden einer Überschrift

Die gesamten Informationen werden von allen Beteiligten gemeinsam zugeordnet, um sie in einem weiteren Schritt gegenüberzustellen. Sie lassen ethische Spannungsfelder deutlich werden und es wird möglich sie gegeneinander abzuwägen. Der Ausgangspunkt kann dabei das Themenfeld Autonomie bilden, um der persönlichen Selbstbestimmung des älteren Menschen den zentralen Platz während der ethischen Fallbesprechung einzuräumen.

Ethische Spannungsfelder

Die Gegenüberstellung von ethischen Spannungsfeldern und ethischen Konflikten kann unterschiedliche Ausprägungen annehmen (▸Abb. 5).

Am Beispiel der beiden ethischen Aspekte »Gutes tun« und »nicht schaden« soll gezeigt werden, dass im Zusammenhang mit der ethischen Analyse

19

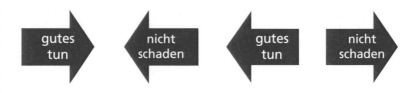

Abb. 5:
Gegenüberstellung
der einzelnen
Themenfelder zur
Darstellung von
ethischen
Fragestellungen

eines Einzelfalls beides zutreffen kann. Eine angedachte pflegerische Intervention kann Gutes bewirken, z. B. die Sturzprävention kann vor einem Schaden, nämlich von gravierenden Sturzfolgen, bewahren. Dies führt zu einer geklärten Situation und damit einer sorgfältigen pflegerischen Versorgung.

Ethischer Konflikt

Ein ethischer Konflikt kann dann auftauchen, wenn der ältere Mensch die pflegerischen Angebote zur Sturzprävention nicht in Anspruch nehmen möchte und sich so dem Risiko eines Sturzes und der daraus resultierenden Sturzfolgen aussetzt. Hier entsteht ein Spannungsfeld zwischen den pflegerischen Möglichkeiten und dem Willen des älteren Menschen, welches aus Sicht der Pflegenden zunächst nicht aufzulösen ist.

Ethische Entscheidungen

Ethische Entscheidungen haben immer auch etwas mit der Verteilung von insbesondere personellen Ressourcen zu tun. Ist eine ethische Entscheidung gefallen und werden pflegerische Interventionen festgelegt, so folgen die personellen Ressourcen dieser Entscheidung, auch wenn es sich um den Einsatz von Ressourcen mit unklarem Ausgang handeln würde. Im umgekehrten Fall bedeutet die Ablehnung einer pflegerischen Intervention, dass sie trotz Verfügbarkeit von personellen Ressourcen nicht in Anspruch genommen wird. Aus der professionellen Perspektive könnte es sich in beiden Fällen um eine »ungerechte« Verteilung von Ressourcen handeln.

Phase 3

Diskutieren und Beschreiben

Diskutieren und beschreiben: eine eingehende ethische Fallbesprechung kann eine oder mehrere ethische Fragestellungen ans Licht bringen. Dies ist oft der Fall, wenn ältere Menschen nicht mehr in der Lage sind zu entscheiden und an ihrer Stelle Dritte versuchen dies im Sinne ihres mutmaßlichen Willens zu tun. Ethisch geprägte Diskussionen entstehen auch, wenn ältere Menschen für sich eine pflegerische Versorgung entscheiden, die nicht ausreichend zu sein scheint, dadurch Risiken nicht ausreichend beachtet und Komplikationen in Kauf genommen werden müssen. Um diese Widersprüche sowohl für die Pflegenden als auch für die älteren Menschen aufzulösen, bedarf es einer begründeten Entscheidung, aus der der mutmaßliche oder auch der geäußerte Wille des älteren Menschen deutlich werden kann. Diese Entscheidung oder auch mehrere Entscheidungen werden mit ihrer Begründung in einem Protokoll festgehalten (▸ Abb. 6). Anschließend bilden sie die Basis für oder gegen sämtliche pflegerische Interventionen.

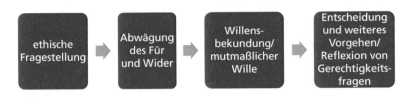

Die Dokumentation der ethischen Entscheidungsfindung bildet den Abschluss einer ethischen Fallbesprechung. Der erste dokumentationswürdige Schritt ist die ethische Fragestellung, die durch das Abwägen des für und wider verschiedener Szenarien der pflegerischen Versorgung oder ihrer Unterlassung diskutiert wird. Maßgeblich für das Treffen einer Entscheidung ist der Wille oder der mutmaßliche Wille des älteren Menschen, denn seine Berücksichtigung manifestiert seine Autonomie. Zum Ende wird die gefällte Entscheidung inklusive der an der Entscheidung beteiligten Personen dokumentiert und das weitere Vorgehen festgelegt. Dieses findet ebenfalls Berücksichtigung im Pflegeprozess oder ggf. in einer gesundheitlichen Versorgungsplanung. Damit soll sichergestellt werden, dass die Entscheidung ihre Auswirkung im täglichen Leben des älteren Menschen finden kann.

Dokumentation der ethischen Entscheidungsfindung

Um zu einer professionellen Haltung zu gelangen, die eng mit einer ethischen Entscheidung und ihrer pflegerischen Umsetzung zusammenhängen kann, ist die Reflexion von Gerechtigkeitsfragen sinnvoll. Je nach ethischer Entscheidung und den damit verbundenen notwendigen Ressourcen, können Fragen der Verteilung von z. B. personellen Ressourcen auftauchen. Dies kann insbesondere dann der Fall sein, wenn Ressourcen nicht abgerufen werden und für die Pflegenden Fragen der Unterlassung einer pflegerischen Intervention mit ggf. negativen Auswirkungen zu beantworten sind.

Reflexion von Gerechtigkeitsfragen

1.1.2 Die pflegerische Fallarbeit: die ethische Fallreflexion

Neben der ethischen Fallbesprechung, mit dem Ziel eine ethische Fragestellung zeitnah zu klären, existiert die alternative Form der ethischen Fallreflexion. Während die ethische Entscheidungsfindung mithilfe einer Fallbesprechung die zukünftige also prospektive pflegerische Versorgung gestalten soll, ist die ethische Fallreflexion dazu geeignet, rückblickend, also retrospektiv ethische Spannungsfelder aufzuarbeiten.

Ethische Fallreflexion

Die retrospektive ethische Fallreflexion ermöglicht auf Basis einer vollständigen Informationssammlung zum älteren Menschen und seiner Lebenssituation die Analyse ethischer Spannungsfelder, um die Entscheidungen und ihr Zustandekommen nochmals zu rekapitulieren. Damit wird es möglich, belastende Situationen für Pflegende, die aus einem nicht auflösbaren ethischen Konflikt entstanden aufzuarbeiten, um Möglichkeiten für ihre Vermeidung oder zeitnahe Klärung zu schaffen.

Die ethische Fallreflexion folgt dem gleichen Vorgehen wie die ethische Fallbesprechung. Auch die anschließende Dokumentation kann analog der ethischen Fallbesprechung vorgenommen werden, aber im Anschluss für Argumentationen genutzt werden, um organisatorische Anliegen zu klären oder um eine qualitätsorientierte Arbeitsweise zu ergänzen. Die Ergebnisse ethischer Fallreflexionen finden daher ihre Berücksichtigung in Qualitätszirkeln oder Arbeitsgruppen.

1.2   Das Ausbalancieren der Selbstbestimmung und Sorge

Ausbalancieren von Selbstbestimmung und professioneller Sorge

Im Zentrum ethischer Fallbesprechungen oder ethischer Fallreflexionen steht das Ausbalancieren der Selbstbestimmung der älteren Menschen und der professionellen Sorge, die eine besondere professionelle Aufgabe ist. Professionelle Sorge beinhaltet bewusst den Respekt der Selbstbestimmung und ist getrennt zu sehen von einer Fürsorge, die die Tendenz zur Einschränkung der Selbstbestimmung haben kann.

Selbsterfahrungen machen

Sorge für ältere Menschen tragen, bedeutet ihnen so viel wie möglich Selbstbestimmung zu geben oder ihnen zu belassen. Dies kann bedeuten, dass ältere Menschen Selbsterfahrungen machen, die entweder motivierend oder demotivierend sein können. Dabei kann die Demotivation nicht vermieden werden, aber durch Pflegende begleitet werden.

Steuerung von Risiken

Sorge tragen heißt auch, die Selbstbestimmung über die Steuerung von Risiken zu stellen. Ihr Vorhandensein ist kein Grund, die Selbstbestimmung einzuschränken. Wichtiger ist in diesem Zusammenhang, dass ältere Menschen ihre Risiken erkennen und ihre diskrete Überwachung durch die Pflegenden erleben, um damit langfristig umzugehen lernen.

1.3   Fazit

In der Gesamtschau auf das Verständnis des Einzelfalls unter besonderer Berücksichtigung ethischer Spannungsfelder und ethischer Fragestellungen, bieten sich zu ihrer Diskussion und anschließenden Auflösung ethische Fallbesprechungen oder ethische Fallreflexionen an. Neben der Ableitung und Abstimmung zukünftiger pflegerischer Interventionen, können die Reflexion der Ergebnisse auch zur Entlastung von Pflegenden beitragen. Diese ergibt sich aus der offenen Aussprache über ethische Fragestellungen und ihrer gemeinsamen Lösung.

Den Rahmen ethischer Fallbesprechungen oder Fallreflexionen bilden die Eckpunkte »Gutes tun«, »nicht schaden«, Autonomie und Gerechtigkeit. In diesem Rahmen ist das Ausbalancieren von professioneller Sorge und Selbstbestimmung der älteren Menschen angesiedelt.

1.4 Meine Lerngeschichte

In das Lerntagebuch kann der Leser nach jedem Kapitel für sich Notizen anfertigen. Er kann für sich die Fragen beantworten: Welche Inhalte oder Konzepte erscheinen mir so wichtig, dass ich sie noch einmal nachlesen möchte? Welche Inhalte oder Konzepte erscheinen mir so wichtig, dass ich sie in der Praxis ausprobieren möchte? Gab es Inhalte, die mir dabei halfen, Themen aus anderen Modulen zu verstehen? Gab es Inhalte oder Konzepte, die mit meiner beruflichen Erfahrung übereinstimmen oder dieser widersprechen? Welche weiterführenden Fragen wirft das Gelernte auf? Möchte ich dazu mehr erfahren? Welche Fragen bleiben offen?

Regelmäßige Einträge zu den Fragen ergeben eine »Lerngeschichte«, anhand derer, das neu erworbene Wissen in der Rückschau nachgelesen und reflektiert werden kann. So kann Bilanz gezogen werden, welches Wissen neu, was eine Wiederholung oder Vertiefung war. Die Identifikation von neuem und vertieftem Wissen ist als ein Wissenszuwachs zu verstehen.

Regelmäßige Einträge bilden ein Zwiegespräch zwischen den Leserinnen und den vorgestellten Inhalten im Buch, so dass in Form der Reflexion eine Auseinandersetzung mit dem Gelernten erfolgen kann. Daraus ergeben sich neue Fragen und ggf. der Wunsch weiter zu lernen.

Das Lerntagebuch eignet sich besonders zur Reflexion von Wissen in Vorbereitung auf Prüfungen, Hausarbeiten oder Abschlussarbeiten.

Die Anwendung: In kurzen Sätzen sollte versucht werden, die folgenden Lernfragen, zu beantworten. Es gibt dabei kein richtig oder falsch, denn jeder Leser findet andere Antworten und Fragen.

1.4.1 Lernfragen

- Welche Inhalte oder Konzepte erscheinen mir so wichtig, dass ich sie noch einmal nachlesen möchte?
- Welche Inhalte oder Konzepte erscheinen mir so wichtig, dass ich sie in der Praxis ausprobieren möchte?
- Gab es Inhalte, die mir dabei halfen, Themen aus anderen Kapiteln zu verstehen?
- Gab es Inhalte oder Konzepte, die mit meiner beruflichen Erfahrung übereinstimmen oder dieser widersprechen?

- Welche weiterführenden Fragen wirft das Gelernte auf? Möchte ich dazu mehr erfahren?
- Welche Fragen bleiben offen?

Eigene Gedanken:

_____

_____

_____

_____

_____

_____

2 Selbstbestimmung aus der Perspektive der älteren Menschen

Das Recht auf Selbstbestimmung bzw. Autonomie ist in der Bundesrepublik allgemein akzeptiert und schließt damit die Forderung nach Würde und Entscheidungsmächtigkeit im Alter und auch bei vorliegender Pflegebedürftigkeit mit ein (vgl. Kümpers et al. 2012). Das bedeutet, allen älteren Menschen und insbesondere auch pflegebedürftigen Menschen, ein selbstbestimmtes Leben in Würde zu ermöglichen, unabhängig davon, über wie viele und welche Ressourcen sie selbst verfügen (vgl. Kümpers et al. 2012).

Recht auf Selbstbestimmung bzw. Autonomie

Ein selbstbestimmtes Leben zu führen, hängt von verschiedenen Ressourcen ab: dies können körperliche, kognitive, emotionale, psychische und soziale Ressourcen und Kompetenzen sein. Nicht vernachlässigt werden sollten dabei auch Ressourcen, wie eine unterstützende und alltagsrelevante Infrastruktur und finanzielle Möglichkeiten.

Die allgemeine Akzeptanz der Selbstbestimmung wird auch getragen von gesetzlichen Zusagen, die internationales und auch deutsches Recht vorsehen. Sie reichen von Zusagen aus internationalen Chartas, dem Grundgesetz der Bundesrepublik Deutschland über die Sozialgesetzgebung und sich daran anschließende Möglichkeiten, Selbstbestimmung zu verwirklichen. Sie umfassen Verfügungen, Vollmachten oder eine vorausschauende Versorgungsplanung.

Allgemeine Akzeptanz der Selbstbestimmung

2.1 Gesetzliche Zusagen von Selbstbestimmung

Die gesetzlichen Zusagen von Selbstbestimmung erscheinen zahlreich, obwohl es eine Selbstverständlichkeit sein könnte, selbstbestimmt zu leben. Das scheint nicht der Fall, gerade im höheren Lebensalter und im Zusammenspiel mit gesundheitlichen Einschränkungen oder einer vorliegenden Pflegebedürftigkeit. Insbesondere nachlassende kognitive Einschränkungen können die Selbstbestimmung der einzelnen Person massiv beeinträchtigen. Aber auch Pflegebedürftigkeit, die eine Unterstützung durch andere Personen bedeutet und so ein Abhängigkeitsverhältnis begründet, stellt die persönliche Selbstbestimmung stark in Frage.

An dieser Stelle soll noch ein weiterer Begriff, nämlich der der Autonomie eingeführt werden. Er wird oft mit Selbstbestimmung gleichgesetzt, denn im internationalen Kontext wird eher von Autonomie gesprochen.

Eine inhaltliche Orientierung für die Definition von Autonomie bietet die World Health Organisation (WHO) an. Demnach ist Autonomie die Fähigkeit, die für das Alltagsleben notwendigen persönlichen Entscheidungen zu treffen, sie zu kontrollieren und mit ihnen im Rahmen der persönlichen Bedürfnisse und Präferenzen umzugehen (vgl. WHO 2002).

Hilfe- und Pflegebedürftigkeit können unter bestimmten Bedingungen zu Abhängigkeit und zur Einschränkung der Autonomie beitragen (vgl. Kümpers et al, 2012). Sie äußert sich in Einschränkungen der gesamten Lebensführung, was nicht nur körperliche, soziale, emotionale, psychische und soziale Einschränkungen umfasst, sondern auch Einschränkungen in der Gestaltung des Lebensumfelds oder von fehlenden finanziellen Möglichkeiten.

In Bezug auf die Lebenssituation der älteren Menschen soll noch auf ein entstehendes Spannungsfeld verwiesen werden, das bei vorliegender Pflegebedürftigkeit eine zentrale Rolle spielen kann: es zeigt sich ein Spannungsfeld zwischen Selbstbestimmung und Selbstständigkeit. Im Mittelpunkt steht dabei die Frage, inwieweit die Abhängigkeit von personeller Unterstützung, z. B. durch organisatorisches Reglement in Institutionen, Selbstbestimmung behindert, und damit auch die erforderliche Selbstständigkeit bei Entscheidungen, weil sie keine Wirkung für den einzelnen Menschen erzielen kann (vgl. Kümpers et al. 2012). Es kann in diesem Zusammenhang von einer Pseudo-Selbstbestimmung gesprochen werden, die keine Auswirkungen auf die tatsächliche Lebenssituation entfaltet. In der Regel handelt es sich dabei um die Information zu bestimmten Vorgängen und Regeln, wie sie in einer Institution üblich sind. Über den isolierten Erhalt von Informationen sind keine weiteren aktiven Einflussmöglichkeiten gegeben, was an dieser Stelle Selbstbestimmung begrenzt.

Selbstbestimmung, Autonomie und Selbstständigkeit

Selbstbestimmung, Autonomie und Selbstständigkeit drücken in der Gesamtheit die Würde eines älteren Menschen aus. Es handelt sich dabei um unveräußerliche Rechte, die ein älterer Mensch hat. Im Falle von Einschränkungen hat er einen Anspruch auf seine Wiederherstellung. Diesen Anspruch einzulösen, gilt als eine originäre pflegerische Aufgabe.

Eine professionelle Auseinandersetzung mit Selbstbestimmung und im weiteren Sinne mit der Würde des Einzelnen und der eigenen Haltung ihr gegenüber ist sinnvoll. Eine eigene Haltung entsteht durch die Reflexion von Selbstbestimmung und Würde im Zusammenhang mit besonderen Lebenssituationen und dem Lebensumfeld der älteren Menschen, aber auch mit den eigenen Möglichkeiten der Selbstbestimmung oder mit individuell erlebter Fremdbestimmung.

Kognitive, soziale, emotionale, psychische, finanzielle, körperliche Einschränkungen

Ältere Menschen können über kognitive, soziale, emotionale, psychische, finanzielle oder körperliche Einschränkungen verfügen. Alle Einschränkungen können dazu führen, dass die individuelle Selbstbestimmung, Autonomie und Selbstständigkeit nicht verwirklicht werden kann und sie in der Folge einen Verlust ihrer Würde wahrnehmen.

Kognitive Einschränkungen können zum Verlust des Denkens und in der Folge des Entscheidens führen. Soziale Einschränkungen erschweren den Aufbau von Beziehungen und der Pflege von selbst gewählten Kontakten.

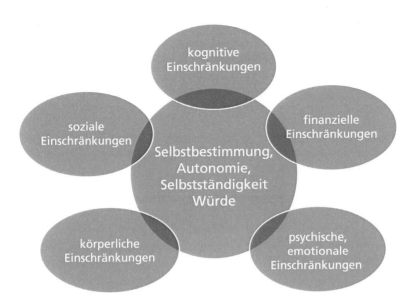

Abb. 7:
Selbstbestimmung,
Autonomie und
Selbstständigkeit aus
der Perspektive der
älteren Menschen –
Würde

Körperliche Einschränkungen führen in der Regel zu einem beschränkten Bewegungsradius und zur Abhängigkeit von personeller Unterstützung. Damit kann nur mit der Begleitung einer weiteren Person selbstbestimmt ein anderer Ort aufgesucht werden. Psychische oder emotionale Einschränkungen führen zur Demotivation, Enttäuschung, aber auch zur Unfähigkeit angemessene Entscheidungen treffen zu können. Nicht zuletzt können fehlende finanzielle Mittel zu Einschränkungen führen, Selbstbestimmung zu leben, da z. B. der Bezug von Grundsicherung keine finanziellen Spielräume und damit Entscheidungsspielräume mehr lässt.

Die zahlreichen Gründe weisen auf eine Gefährdung der Selbstbestimmung hin und deshalb werden zu ihrer Absicherung zahlreiche gesetzliche oder andere Zusagen gemacht. Sie reichen vom Grundgesetz über die Charta der Rechte von hilfe- und pflegebedürftigen Menschen, der UN-Behindertenrechtskonvention, des Sozialgesetzbuches XI und der Wohn- und Teilhabegesetzte der einzelnen Bundesländer. Auf der Ebene von Verordnungen finden sich die aktuellsten Qualitätsprüfrichtlinien zur Erfassung und Bewertung von Ergebnisqualität. In den Bereich der Mitwirkungsmöglichkeiten für ältere Menschen konnten Patientenverfügungen, Vorsorgevollmachten, aber auch die vorrausschauende Versorgungsplanung etabliert werden.

2.1.1 Das Grundgesetz der Bundesrepublik Deutschland

Beim Lesen des Grundgesetzes der Bundesrepublik Deutschland, mit dem Fokus auf die Perspektive von älteren Menschen fallen einige Artikel ins Auge, die eine besondere Relevanz für ihre besondere Lebenssituation und teilweise auch für ihr besonderes Lebensumfeld aufweisen.

Die Grundrechte In Artikel 1 des Grundgesetzes steht, dass die Würde des Menschen unantastbar ist und weiter: »Sie zu achten und zu schützen ist Verpflichtung aller staatlichen Gewalt«. Es folgt Artikel 2: »Jeder hat das Recht auf die freie Entfaltung seiner Persönlichkeit, soweit er nicht die Rechte anderer verletzt und nicht gegen die verfassungsmäßige Ordnung oder das Sittengesetz verstößt« und »Jeder hat das Recht auf Leben und körperliche Unversehrtheit. Die Freiheit der Person ist unverletzlich. In diese Rechte darf nur aufgrund eines Gesetzes eingegriffen werden«. In Artikel 3 sind »Alle Menschen vor dem Gesetz gleich« und »Niemand darf wegen seines Geschlechtes, seiner Abstammung, seiner Rasse, seiner Sprache, seiner Heimat und Herkunft, seines Glaubens, seiner religiösen oder politischen Anschauungen benachteiligt oder bevorzugt werden. Niemand darf wegen seiner Behinderung benachteiligt werden«, welche bei einer vorliegenden Pflegebedürftigkeit automatisch vorliegt. Auch kann nicht in die persönliche Freiheit, d. h. in die Selbstbestimmung und die Selbstständigkeit, eingegriffen werden. Laut Artikel 13 ist die Wohnung unverletzlich. Der Schutz der eigenen Wohnung ist gleichermaßen für ältere Menschen in ihrer privaten Wohnung oder dem Zimmer in einer Institution bedeutsam.

Im Grundgesetz der Bundesrepublik Deutschland wird jedem Bürger zugesagt, dass seine Würde unantastbar ist, dass er ein Recht auf die freie Entfaltung seiner Persönlichkeit und Unversehrtheit seiner Person hat. Diese Rechte stehen allen Menschen zu, deshalb können sie auch als ein Anspruch von allen älteren, hilfe- und pflegebedürftigen Menschen verstanden werden. Auch ihre Privatwohnung ist unverletzlich, wobei ein Zimmer oder Appartement in einer stationären Pflegeeinrichtung auch als eine Privatwohnung zu bewerten ist.

2.1.2 Die Charta der Rechte der hilfe- und pflegebedürftigen Menschen

Eine Charta, verstanden als eine Urkunde mit konkretisierenden Vorgaben völkerrechtlicher Inhalte, formuliert den uneingeschränkten Anspruch, dass die Würde und Einzigartigkeit aller hilfe- und pflegebedürftiger Menschen respektiert werden muss. Sie dürfen in ihrer besonderen Lebenssituation in keiner Weise benachteiligt werden. Da sie sich häufig nicht selbst vertreten können, tragen international die Vereinten Nationen, national der einzelne Staat und ihre Gesellschaft eine besondere Verantwortung für den Schutz ihrer Würde.

Ziel der »Charta der Rechte der hilfe- und pflegebedürftigen Menschen« ist es, die Rolle der hilfe- und pflegebedürftigen Menschen und ihre Rechtsstellung zu stärken. Dazu werden in acht Artikeln ihre grundlegenden Rechte zusammengefasst und konkret erläutert. Die Artikel im Einzelnen:

Die acht Artikel *Artikel 1* trägt die Überschrift »Selbstbestimmung und Hilfe zur Selbsthilfe«. Jeder hilfe- und pflegebedürftige Mensch hat das Recht, ein möglichst selbstbestimmtes und selbstständiges Leben mit körperlicher und seelischer Unversehrtheit und in Freiheit führen zu können.

Artikel 2 »Körperliche und seelische Unversehrtheit, Freiheit und Sicherheit« betont, dass jeder hilfe- und pflegebedürftige Mensch das Recht hat, »vor Gefahren für Leib und Seele geschützt zu werden«.

Artikel 3 nimmt Bezug auf die »Privatheit«, denn »Jeder hilfe- und pflegebedürftige Mensch hat das Recht auf Wahrung und Schutz seiner Privat- und Intimsphäre.«.

Laut *Artikel 4* mit der Überschrift »Pflege, Betreuung und Behandlung« hat jeder hilfe- und pflegebedürftige Mensch »das Recht auf eine an seinem persönlichen Bedarf ausgerichtete, gesundheitsfördernde und qualifizierte Pflege, Betreuung und Behandlung«.

»Jeder hilfe- und pflegebedürftige Mensch hat das Recht auf umfassende Informationen über Möglichkeiten und Angebote der Beratung, der Hilfe und Pflege sowie der Behandlung.« Diese Zusage sieht *Artikel 5* »Information, Beratung und Aufklärung« vor.

In *Artikel 6* »Wertschätzung, Kommunikation und Teilhabe an der Gesellschaft« geht es darum, dass jeder hilfe- und pflegebedürftige Mensch »das Recht auf Wertschätzung, Austausch mit anderen Menschen und Teilhabe am gesellschaftlichen Leben« hat.

Artikel 7 »Religion, Kultur und Weltanschauung« beschreibt, dass jeder hilfe- und pflegebedürftige Mensch »das Recht [hat], seiner Kultur und Weltanschauung entsprechend zu leben und seine Religion auszuüben«.

Der letzte Artikel, *Artikel 8* »Palliative Begleitung, Sterben und Tod«, hält fest, dass jeder hilfe- und pflegebedürftige Mensch »das Recht, in Würde zu sterben« hat. (vgl. Bundesministerium für Senioren, Frauen und Jugend 2019).

Die »Charta der Rechte der hilfe- und pflegebedürftigen Menschen« untermauert das Recht auf die eigene Selbstbestimmung und ergänzt sie durch die individuell erforderliche Hilfe zur Selbsthilfe, die auch den Anspruch auf persönliche Selbstständigkeit untermauert. Im Zusammenhang mit Hilfe -und Pflegebedarf hat der ältere Mensch auch einen Anspruch auf seine körperliche und seelische Unversehrtheit. Selbstbestimmung hängt von daher eng mit persönlicher Freiheit zusammen, die im Falle von kognitiven oder psychischen Einschränkungen im Kontrast zur persönlichen Sicherheit stehen kann, wenn sich ältere Menschen selbst in Gefahr bringen, weil sie diese nicht mehr zutreffend und mit allen Konsequenzen einschätzen können. Der ältere Mensch hat auch einen Anspruch auf Privatheit trotz Pflege

2.1.3 Die UN- Behindertenrechtskonvention

Die Vereinten Nationen sind Herausgeber des »Übereinkommens über die Rechte von Menschen mit Behinderung« auch UN-Behindertenrechtskonvention genannt und manifestieren hier ebenfalls zentrale völkerrechtliche Aus- und Zusagen. Jedes einzelne Land ist gefordert, die Behindertenrechtskonvention ins eigene Rechtssystem einzupassen und im Anschluss daran umzusetzen. Mit der Behindertenrechtskonvention entbrannte in der

Bundesrepublik Deutschland eine Debatte um die Inklusion von Menschen mit einer Behinderung. Da es sich bei pflegebedürftigen Menschen immer auch um Menschen mit einer Behinderung handelt, entfaltet die UN-Behindertenrechtskonvention auch ihre Wirkung auf die älteren Menschen, die pflegebedürftig sind.

Freiheit, eigene Entscheidungen zu treffen

Zentrale Aussagen der UN-Behindertenrechtskonvention auszugsweise im Überblick: In ihrer Präambel wird die Erkenntnis, wie wichtig »die individuelle Autonomie und Unabhängigkeit für Menschen mit Behinderungen ist, einschließlich der Freiheit, eigene Entscheidungen zu treffen«, formuliert.

Individuelle Autonomie und Unabhängigkeit

In Artikel 3 wird auf »die Achtung der dem Menschen innewohnenden Würde, seiner individuellen Autonomie, einschließlich der Freiheit, eigene Entscheidungen zu treffen, sowie seiner Unabhängigkeit« hingewiesen.

Genesung und Wiedereingliederung

Die Vertragsstaaten treffen alle geeigneten Maßnahmen, um »die körperliche, kognitive und psychische Genesung und die Rehabilitation zu fördern, und diejenigen, die Opfer irgendeiner Form von Ausbeutung, Gewalt oder Missbrauch werden, zu schützen, auch durch die Bereitstellung von Schutzeinrichtungen. Genesung und Wiedereingliederung müssen in einer Umgebung stattfinden, die der Gesundheit, dem Wohlergehen, der Selbstachtung, der Würde und der Autonomie des Menschen förderlich ist und geschlechts- und altersspezifischen Bedürfnissen Rechnung trägt« (vgl. Artikel 16).

Freie Einwilligung nach vorheriger Aufklärung

Aus diesem Grund erlegen die Vertragsstaaten den Angehörigen der Gesundheitsberufen die Verpflichtung auf, »Menschen mit Behinderungen eine Versorgung von gleicher Qualität wie anderen Menschen angedeihen zu lassen, namentlich auf der Grundlage der freien Einwilligung nach vorheriger Aufklärung, indem sie unter anderem durch Schulungen und den Erlass ethischer Normen für die staatliche und private Gesundheitsversorgung das Bewusstsein für die Menschenrechte, die Würde, die Autonomie und die Bedürfnisse von Menschen mit Behinderungen schärfen« (vgl. Artikel 25).

Gleiche Wahlmöglichkeiten

Die Vertragsstaaten der UN-Behindertenrechtskonvention »anerkennen das gleiche Recht aller Menschen mit Behinderungen, mit gleichen Wahlmöglichkeiten wie andere Menschen in der Gemeinschaft zu leben, und treffen wirksame und geeignete Maßnahmen, um Menschen mit Behinderungen den vollen Genuss dieses Rechts und ihre volle Einbeziehung in die Gemeinschaft und Teilhabe an der Gemeinschaft zu erleichtern«, indem sie unter anderem gewährleisten, dass

Möglichkeit, den Aufenthaltsort zu wählen

a) »Menschen mit Behinderungen gleichberechtigt die Möglichkeit haben, ihren Aufenthaltsort zu wählen und zu entscheiden, wo und mit wem sie leben und nicht verpflichtet sind, in besonderen Wohnformen zu leben«.

b) »Menschen mit Behinderungen Zugang zu einer Reihe von gemeindenahen Unterstützungsdiensten zu Hause und in Einrichtungen sowie zu sonstigen gemeindenahen Unterstützungsdiensten haben, einschließlich der persönlichen Assistenz, die zur Unterstützung des Lebens in der Gemeinschaft und der Einbeziehung in die Gemeinschaft sowie zur Verhinderung von Isolation und Absonderung von der Gemeinschaft notwendig ist«.

c) »gemeindenahe Dienstleistungen und Einrichtungen für die Allgemeinheit der Menschen mit Behinderungen auf der Grundlage der Gleichberechtigung zur Verfügung stehen und ihren Bedürfnissen Rechnung tragen«. (vgl. Artikel 19)

Nach Artikel 10 treffen die Vertragsstaaten wirksame Maßnahmen, um »für Menschen mit Behinderungen persönliche Mobilität mit größtmöglicher Unabhängigkeit sicherzustellen«, indem sie unter anderem

a) »die persönliche Mobilität von Menschen mit Behinderungen in der Art und Weise und zum Zeitpunkt ihrer Wahl und zu erschwinglichen Kosten erleichtern«.
b) »den Zugang von Menschen mit Behinderungen zu hochwertigen Mobilitätshilfen, Geräten, unterstützenden Technologien und menschlicher und tierischer Hilfe sowie Mittelspersonen erleichtern, auch durch deren Bereitstellung zu erschwinglichen Kosten«.

Die Vertragsstaaten »treffen alle geeigneten Maßnahmen, um zu gewährleisten, dass Menschen mit Behinderungen das Recht auf freie Meinungsäußerung und Meinungsfreiheit, einschließlich der Freiheit, sich Informationen und Gedankengut zu beschaffen, zu empfangen und weiterzugeben, gleichberechtigt mit anderen und durch alle von ihnen gewählten Formen der Kommunikation« im Sinne des Artikels 2 ausüben zu können, unter anderem indem sie

a) »Menschen mit Behinderungen für die Allgemeinheit bestimmte Informationen rechtzeitig und ohne zusätzliche Kosten in zugänglichen Formaten und Technologien, die für unterschiedliche Arten der Behinderung geeignet sind, zur Verfügung stellen«.
b) »im Umgang mit Behörden die Verwendung von Gebärdensprachen, Brailleschrift, ergänzenden und alternativen Kommunikationsformen und allen sonstigen selbst gewählten zugänglichen Mitteln, Formen und Formaten der Kommunikation durch Menschen mit Behinderungen akzeptieren und erleichtert«.
c) »private Rechtsträger, die, einschließlich durch das Internet, Dienste für die Allgemeinheit anbieten, dringend dazu auffordern, Informationen und Dienstleistungen in Formaten zur Verfügung zu stellen, die für Menschen mit Behinderungen zugänglich und nutzbar sind«.

Die UN-Behindertenrechtskonvention nimmt die Aspekte von Würde und das Recht eigene Entscheidungen zu treffen auf. Darüber hinaus wird der Anspruch auf Teilhabe und die freie Wahl einer Wohnung zugesagt. Dies ist aber nur möglich, wenn auch der Zugang zu Unterstützungsdiensten, den entsprechenden Hilfsmitteln, eine persönliche Mobilität, Meinungsfreiheit, barrierefreie Zugänge zu Behörden und Informationsdiensten möglich sind.

2.1.4 Das Sozialgesetzbuch Elf (SGB XI)

Selbstständiges und selbstbestimmtes Leben führen

Auch im Sozialgesetzbuch XI, welches die Pflegeversicherung regelt, ist die Selbstbestimmung der einzelnen pflegebedürftigen Person zugesichert. Der § 2 SGB XI trägt deshalb den Titel »Selbstbestimmung«. Hier heißt es: »Die Leistungen der Pflegeversicherung sollen den Pflegebedürftigen helfen, trotz ihres Hilfebedarfs ein möglichst selbständiges und selbstbestimmtes Leben zu führen, das der Würde des Menschen entspricht. Die Hilfen sind darauf auszurichten, die körperlichen, geistigen und seelischen Kräfte der Pflegebedürftigen, auch in Form der aktivierenden Pflege, wiederzugewinnen oder zu erhalten. Selbstbestimmung kann sich darin äußern, dass die Pflegebedürftigen zwischen Einrichtungen und Diensten verschiedener Träger wählen können. Ihren Wünschen zur Gestaltung der Hilfe sollen, soweit sie angemessen sind, im Rahmen des Leistungsrechts entsprochen werden«. Pflegebedürftige Menschen, das sind in der Regel ältere Menschen, können eine Auswahl aus den Angeboten der Pflegeversicherung wählen, d. h. sie wählen den Ort, die Art und den Umfang der Leistungen. Dies geschieht sehr konsequent in der häuslichen und ambulanten Versorgung als sog. Leistungskomplexe und bedingt bei stationären Angeboten, da hier eine Vollversorgung vorgesehen ist.

Eigenverantwortung

Allerdings kennt die Pflegeversicherung nicht nur die Selbstbestimmung, sondern auch die Eigenverantwortung. Im § 6 wird diese explizit angesprochen. Die Versicherten »sollen durch gesundheitsbewusste Lebensführung, durch frühzeitige Beteiligung an Vorsorgemaßnahmen und durch aktive Mitwirkung an Krankenbehandlung und Leistungen zur medizinischen Rehabilitation dazu beitragen, Pflegebedürftigkeit zu vermeiden oder zu lindern«.

Pflegebedürftigkeit vermeiden

Eine erste Aufforderung an die älteren Menschen ist die Pflegebedürftigkeit zu vermeiden. Nach Eintritt der Pflegebedürftigkeit haben die pflegebedürftigen Personen »an Leistungen zur medizinischen Rehabilitation und der aktivierenden Pflege mitzuwirken, um die Pflegebedürftigkeit zu überwinden, zu mindern oder eine Verschlimmerung zu verhindern«. Ist eine Pflegebedürftigkeit eingetreten, haben die älteren Menschen an einer Rehabilitation und der aktivierenden pflegerischen Versorgung mitzuwirken.

Im Rahmen der Pflegeversicherung werden die Begriffe der Selbstbestimmung und Eigenverantwortung zusammengeführt. Damit erfährt der Begriff der Selbstbestimmung eine Konkretisierung, die auf die Eigenverantwortung abgestellt ist. Selbstbestimmung alleine ist nicht zugesagt, sondern wird mit der Aufforderung zur Eigenverantwortung verbunden und gibt ihr eine inhaltliche Ausrichtung vor. Selbstbestimmung sollte im Sinne der Eigenverantwortung für Gesundheit und zur Vermeidung von Pflegebedürftigkeit eingesetzt werden. Dies setzt einen gesundheitsbewussten Lebensstil voraus und der sollte weit vor dem Eintreten gesundheitlicher und funktioneller Einschränkungen von jüngeren oder mittelalten Menschen begonnen werden, damit er präventiv und vor dem Eintreten von Pflegebedürftigkeit seine Wirkung entfalten kann.

2.1.5 Die Qualitätsprüfrichtlinien für stationäre Pflegeeinrichtungen

Bei den Qualitätsprüfrichtlinien handelt es sich um eine pflegefachliche Konkretisierung der gesetzlichen Regelungen zur externen Qualitätsprüfung im Sozialgesetzbuch XI. Indirekt sind auch dort Vorgaben integriert, die die Selbstbestimmung der älteren Menschen unterstützten:

Regelungen zur externen Qualitätsprüfung

Am Beispiel der Qualitätsüberprüfung der vorliegenden Körperpflege bei pflegebedürftigen Personen ist demnach zu prüfen, ob die notwendige Körperpflege bei der versorgten Person sichergestellt wird und ob die Maßnahmen zur Unterstützung dem Bedarf und den Wünschen der versorgten Person entsprechen.

In der Anleitung für die Prüfer finden sich Hilfestellungen in Form von Leitfragen, inwiefern die Qualitätsaspekte bewertet werden sollen. Im Zusammenhang mit der Körperpflege finden sie nur Anwendung, wenn Beeinträchtigungen der Selbstständigkeit bei der Körperpflege vorliegen. Die folgenden Leitfragen führen den Prüfer zu einem abschließenden Ergebnis bezüglich der vorgefundenen Qualität unter besonderer Berücksichtigung von Ergebnisqualität.

Leitfragen

Leitfrage

- Werden bedarfsgerechte Maßnahmen zur Unterstützung bei der Körperpflege durchgeführt?

Darunter ist die Beurteilung von Auffälligkeiten des Hautzustandes und die pflegefachliche Reaktion darauf zu verstehen oder die Wahrung des Selbstbestimmungsrechts zur Wahrung der Intimsphäre. Beurteilt wird auch, ob die Wünsche der versorgten Person ermittelt und in der Maßnahmenplanung und Durchführung der Pflege berücksichtigt werden. Die Frage sollte vorrangig im Gespräch mit der Person überprüft werden. Ist das nicht möglich, sollten Einzelheiten der Körperpflege im Fachgespräch mit den Mitarbeiterinnen oder den Mitarbeitern erfasst und beurteilt werden (vgl. Qualitätsprüfrichtlinien 2019).

Auffälligkeiten bei der Einschränkung der Selbstbestimmung werden als sog. negative Folgen bezeichnet und umfassen die folgenden Sachverhalte: Eine negative Folge liegt vor, wenn die durchgeführten Maßnahmen nicht dem individuellen Bedarf der versorgten Person entsprechen, auch wenn noch keine sichtbaren gesundheitlichen Nachteile entstanden sind. Beispiele sind fehlende Mobilisierung von bettlägerigen Personen als Vorbereitung zur Körperpflege, unzureichende Körperpflege bei unselbstständigen Personen oder die fehlende Unterstützung bei der Nutzung von Hilfsmitteln zur Körperpflege.

Eine nicht bedürfnisgerechte Versorgung zählt ebenfalls zu den negativen Folgen. Beispiele hierfür sind die wiederholte Verweigerung von Selbstbestimmung oder die regelmäßige Missachtung von explizit geäußerten/

Qualitätsaspekte

dokumentierten Wünschen der pflegebedürftigen Personen (vgl. Qualitäts-prüfrichtlinien 2019).

Das Recht auf Selbstbestimmung spielt auch in den Qualitätsprüfricht-linien eine Rolle, wenn auch nur für den Bereich der Körperpflege. Der größte Teil der Qualitätsaspekte stellt die Überprüfung der Fachlichkeit in der Pflege in den Mittelpunkt, ohne konkret auf die zugesagte Selbstbestim-mung hinzuweisen, sondern um auf die Erfüllung der Bedürfnisse der pflegebedürftigen älteren Personen zu bestehen.

2.1.6 Die Aussagen der Wohn- und Teilhabegesetze

Hessisches Gesetz über
Betreuungs- und
Pflegeleistungen

Am Beispiel des Hessischen Gesetzes über Betreuungs- und Pflegeleistungen (HGBP) aus dem Jahr 2012 – denn auch die Heimgesetzgebung in den einzelnen Bundesländern integrieren die Zusage von Selbstbestimmung – soll die Zusage der Selbstbestimmung der älteren Menschen aufgezeigt werden.

Ziel des HGBP ist es, »ältere betreuungsbedürftige Menschen, [...] im Rahmen der zur Verfügungstellung oder Vorhaltung von Betreuungs- und Pflegeleistungen [...] in ihrer Würde zu schützen und zu achten, vor Beeinträchtigungen ihrer körperlichen und seelischen Gesundheit zu be-wahren, in ihrer Selbstständigkeit und Selbstbestimmung, auch hinsichtlich Religion, Kultur und Weltanschauung sowie ihrer geschlechtsspezifischen Erfordernisse, zu achten und zu fördern, bei ihrer Teilhabe am Leben in der Gesellschaft sowie bei der Mitwirkung in den Einrichtungen zu unterstützen und vor Gewalt sowie in ihrer Intimsphäre zu schützen« (vgl. HGBP, 2012).

Folgerichtig erstrecken sich die Pflichten von Betreibern einer Pflegeein-richtung auf »die Wahrung der Würde, auf den Schutz der Interessen sowie der Bedürfnisse von Betreuungs- und Pflegebedürftigen vor Beeinträchti-gungen und deren Intimsphäre, Selbstständigkeit sowie darauf die Selbst-bestimmung und Selbstverantwortung der Betreuungs- und Pflegebedürf-tigen zu wahren und zu fördern« (vgl. HGBP 2012).

Verbraucherschutz

Die Heim- oder Einrichtungsaufsichten in den einzelnen Bundesländern übernehmen ordnungsrechtliche Aufgaben und sichern auf diesem Weg die Selbstbestimmung der älteren Menschen. Sie verstehen sich als dem sog. Verbraucherschutz verpflichtet und setzen sich auf diesem Weg für die Selbstbestimmung ein.

2.1.7 Patientenverfügungen und Vorsorgevollmachten

Patientenverfügungen

Patientenverfügungen oder Vorsorgevollmachten stellen Möglichkeiten dar, der eigenen Selbstbestimmung Ausdruck zu verleihen. Dazu ist es erforder-lich, dass die älteren Menschen sich über ihren persönlichen Willen und den damit verbundenen Entscheidungen im Klaren sind und dieses auch formu-lieren können.

In einer Patientenverfügung können ältere Menschen schriftlich für den Fall Ihrer Entscheidungsunfähigkeit im Voraus festlegen, ob und wie Sie in bestimmten Situationen ärztlich behandelt werden möchten. Das Gesetz definiert die Patientenverfügung als schriftliche Festlegung einer volljährigen Person, in der sie in bestimmte, zum Zeitpunkt der Festlegung noch nicht unmittelbar bevorstehende Untersuchungen ihres Gesundheitszustands, Heilbehandlungen oder ärztliche Eingriffe einwilligt oder sie untersagt. Sie kann die Patientenverfügung auch um Bitten oder bloße Richtlinien für eine Vertreterin oder einen Vertreter sowie für die behandelnden Ärztinnen und Ärzte und das Behandlungsteam ergänzen. Zudem kann es sinnvoll sein, auch persönliche Wertvorstellungen, Einstellungen zum eigenen Leben und Sterben und religiöse Anschauungen als Ergänzung und Auslegungshilfe Ihrer Patientenverfügung zu schildern.

Schriftliche Festlegung einer volljährigen Person

Auf diese Weise kann Einfluss auf eine spätere ärztliche und pflegerische Behandlung genommen und damit das Selbstbestimmungsrecht einer Person gewahrt werden, auch wenn sie zum Zeitpunkt der Behandlung nicht mehr ansprechbar, zur verbalen Kommunikation fähig und nicht mehr einwilligungsfähig ist.

Einfluss auf spätere ärztliche, pflegerische Behandlung

Die Patientenverfügung richtet sich in erster Linie an die behandelnde Ärztin und das Behandlungsteam. Sie kann sich zusätzlich an eine bevollmächtigte oder gesetzliche Vertreterin oder einen bevollmächtigten oder gesetzlichen Vertreter richten und Anweisungen oder Bitten zur Auslegung und Durchsetzung der Patientenverfügung enthalten (vgl. Bundesministerium für Justiz und Verbraucherschutz 2019).

Auch die Vorsorgevollmacht ermöglicht ein hohes Maß an Selbstbestimmung. Die älteren Menschen benennen eine oder mehrere Personen ihres Vertrauens, die bereit sind, für sie im Bedarfsfall zu handeln. Hierbei können Sie sich von Ihren persönlichen Wünschen und Bedürfnissen leiten lassen sowie zusätzlich Anweisungen geben, wie Ihre Angelegenheiten geregelt werden sollen (vgl. Bundesministerin der Justiz und Verbraucherschutz. 2018).

Vorsorgevollmacht

Sowohl die Patientenverfügung als auch die Vorsorgevollmacht stellen ein Instrument dar, in denen am konsequentesten der persönliche Wille niedergelegt und später umgesetzt werden kann. Sinnvoll ist dabei, sich rechtzeitig mit gesundheitlichen Krisensituationen oder dem Sterben auseinanderzusetzen und dies gemeinsam mit den Vertrauenspersonen zu reflektieren.

2.1.8 Die vorrausschauende Versorgungsplanung

Im Rahmen der vorrausschauenden Versorgungsplanung für die letzte Lebensphase soll den älteren Menschen bezogen auf ihre individuelle Situation ermöglicht werden, Vorstellungen über medizinisch-pflegerische Abläufe, das Ausmaß, die Intensität, Möglichkeiten und Grenzen medizinischer Interventionen sowie palliativ-medizinischer und palliativpflegerischer Maßnahmen in der letzten Lebensphase zu entwickeln und mitzuteilen. Sie ist

Vorausschauende Versorgungsplanung für die letzte Lebensphase

auch dazu geeignet, vorliegende Patientenverfügungen konkret auszugestalten, damit sie ihre Wirkung in der pflegerischen Praxis entfalten kann.

Reaktion auf mögliche Notfallsituationen kann Lebensqualität fördern

Die gedankliche und emotionale Auseinandersetzung der älteren Menschen, ggf. zusammen mit den An- und Zugehörigen, mit möglichen Komplikationen, Verläufen, Prognosen, Veränderungen des gesundheitlichen Zustands sowie die Reaktion auf mögliche Notfallsituationen kann dazu dienen, besser vorbereitet zu sein, die Krankheitssituation besser anzunehmen, ein Gefühl der Selbstwirksamkeit zu bewahren und damit Autonomie und Lebensqualität zu fördern. Außerdem sollen zukünftig erforderliche Hilfen und Angebote der Sterbebegleitung sowie zur möglichen psychosozialen Versorgung im Rahmen der vorrausschauenden gesundheitlichen Versorgungsplanung für die letzte Lebensphase aufgezeigt werden. Zielsetzung der gesundheitlichen Versorgungsplanung für die letzte Lebensphase ist die Ermöglichung und Unterstützung einer selbstbestimmten Entscheidung über Behandlungs-, Versorgungs- und Pflegemaßnahmen. Damit soll die gesundheitliche Versorgungsplanung zur Verbesserung des Prozesses des Zustandekommens von Behandlungs- und Betreuungswünschen beitragen und als Grundlage für eine Behandlung und Versorgung am Lebensende dienen, die den geäußerten Vorstellungen und Wünschen der/des Leistungsberechtigten entspricht (vgl. Vereinbarung nach § 132g, SGB V, 2017).

2.2   Fazit

Selbstbestimmung und Autonomie sind für ältere Menschen zentral, wenn sie notwendige Entscheidungen in ihrem Alltag treffen wollen und müssen oder ihren persönlichen Bedürfnissen und Präferenzen Nachdruck verleihen möchten.

Trotz einer vorliegenden Pflegebedürftigkeit stellt der neue und umfassende Pflegebedürftigkeitsbegriff die Selbstständigkeit ins Zentrum, auch zur Verwirklichung der Selbstbestimmung, die allerdings durch körperliche, soziale, kognitive, psychische und finanzielle Einschränkungen beeinträchtigt sein kann.

Das Grundgesetz der Bundesrepublik Deutschland, die Charta der hilfe- und pflegebedürftigen Menschen, die UN-Behindertenrechtskonvention, das Sozialgesetzbuch Elf (SGB XI) sprechen jeder Person Selbstbestimmung, Entfaltung der Persönlichkeit, Freiheit und Unversehrtheit zu.

Ältere Menschen haben aus diesem Grund ein Recht auf Selbstbestimmung und Wohnen. Die unterschiedlichen Rechtsquellen sichern noch weitere Aspekte zu: Hilfe zur Selbsthilfe, ein Anspruch auf Pflege und Betreuung, unkompliziert zugängliche Informationen, Beratung, Aufklärung, die Teilhabe an Kommunikation, die persönliche Mobilität, die Einbeziehung und soziale Teilhabe, ein barrierefreies Behörden- und Informationswesen.

Das Pflegeversicherungsgesetz nimmt die älteren Menschen in die Pflicht, indem es zu einer Mitwirkungspflicht aufruft und dies durch das pflegerische Angebot der aktivierenden Pflege unterstützt.

Patientenverfügungen, Vorsorgevollmachten und die vorrausschauende Versorgungsplanung ermöglichen die selbstbestimmte Festlegung von Unterstützung in gesundheitlichen Krisen. Sie sind verbindlich und handlungsleitend für alle an der Therapie beteiligte Personen.

Mitwirkungspflicht

2.3 Meine Lerngeschichte

Zum Ende dieses Kapitels ist wieder die Möglichkeit vorgesehen, ein persönliches Lerntagebuch weiter zu vervollständigen.

Lernfragen

- Welche Inhalte oder Konzepte erscheinen mir so wichtig, dass ich sie noch einmal nachlesen möchte?
- Welche Inhalte oder Konzepte erscheinen mir so wichtig, dass ich sie in der Praxis ausprobieren möchte?
- Gab es Inhalte, die mir dabei halfen, Themen aus anderen Kapiteln zu verstehen?
- Gab es Inhalte oder Konzepte, die mit meiner beruflichen Erfahrung übereinstimmen oder dieser widersprechen?
- Welche weiterführenden Fragen wirft das Gelernte auf? Möchte ich dazu mehr erfahren?
- Welche Fragen bleiben offen?

Eigene Gedanken:

_____

_____

_____

_____

_____

_____

---

3 Die besondere Lebenssituation der älteren Menschen als Hindernis für die Selbstbestimmung

Besondere Lebenssituation älterer Menschen

Die besondere Lebenssituation älterer Menschen ist geprägt von zahlreichen Einschränkungen, die ihre Selbstbestimmung begrenzen können. Zu nennen wären das Alter an sich, kognitive Einschränkungen, eine vorliegende Pflegebedürftigkeit mit der Abhängigkeit von personeller Unterstützung, dem Leben in einer Institution, z. B. eine stationäre Pflegeeinrichtung oder der Umgang mit beschränkten finanziellen Mitteln.

Es gibt also eine Reihe von Ursachen, die für Einschränkungen in der Selbstbestimmung verantwortlich sein können. Es können eine Ursache, aber auch mehrere Ursachen parallel ausgemacht werden, die sich einschränkend auf die Selbstbestimmung auswirken.

Leben in einer Institution

Eine vorliegende Pflegebedürftigkeit als Ursache für einen Einzug in eine stationäre Pflegeeinrichtung ist auf die Verschlechterung der kognitiven, psychischen und körperlichen Verfassung zurückzuführen. Das Leben in einer Institution weist auf eine besondere Lebenssituation hin, in denen es aufgrund der vorliegenden Rahmen- und Organisationsbedingungen möglicherweise zu Einschränkungen in der Selbstbestimmung kommen kann. Auch finanzielle Grenzen, d. h. ein sehr kleines Einkommen oder Rente, führen nicht selten zum Verzicht auf z. B. pflegerisch-medizinisch notwendige Leistungen. Auch der mögliche Bezug von Grundsicherung oder Hilfe zur Pflege kann die Selbstbestimmung einschränken, da finanzielle Zwänge Entscheidungen für die notwendige eigene Versorgung begrenzen können.

3.1 Selbstbestimmung bei kognitiven und psychischen Einschränkungen

Einschränkungen und verzerrte Beurteilung

Einschränkungen in der Wahrnehmung, im Erleben und in der Beurteilung persönlicher oder sozialer Situationen können zu einer verzerrten Wahrnehmung, einem verzerrten Erleben und im weiteren Verlauf zu einer verzerrten Beurteilung der persönlichen und sozialen Situation führen (vgl. WHO 2019).

Vorübergehend verzerrte Wahrnehmung

Das Vorliegen psychischer Einschränkungen bedeutet nicht automatisch den Verlust der Fähigkeit, das Selbstbestimmungsrecht auszuüben. Es kommt vielmehr zu phasenartigen Verläufen, in denen sich Einschränkungen entwickeln können, die von Phasen ohne Einschränkungen abgelöst werden. Psychische Einschränkungen führen nur vorübergehend zu einer verzerrten Wahrnehmung und damit der persönlichen und sozialen Urteilsfähigkeit und es wird immer wieder erforderlich, sich von der Kompetenz zur Selbstbestimmung zu überzeugen.

Kognitive Einschränkungen dagegen entwickeln sich meist langsam und deshalb können ältere Menschen gerade zu Beginn der Verschlechterung ihr Selbstbestimmungsrecht noch voll und ganz ausüben. Es nimmt im Laufe der Entwicklung ab und ermöglicht aber noch lange eine selbstbestimmte Gestaltung des gewohnten Alltagslebens, was als eine Kompetenz zu bewerten ist. Auch hier wird eine regelmäßige Überprüfung der Kompetenz zur Selbstbestimmung erforderlich. Im weiteren Verlauf kann es dann zum völligen Verlust der Urteils- und Entscheidungsfähigkeit und damit zur Handlungsunfähigkeit kommen. In dieser Situation kann das Selbstbestimmungsrecht auch auf Dauer nicht mehr wahrgenommen werden.

Regelmäßige Überprüfung der Kompetenz zur Selbstbestimmung

3.2 Selbstbestimmung bei vorliegender Pflegebedürftigkeit

Pflegebedürftigkeit kann mit kognitiven Einschränkungen einhergehen oder sie begründen, aber auch ausschließlich auf körperlichen Ursachen beruhen und kann zu einem Infragestellen der Kompetenz der Selbstbestimmung führen. Ursachen können dafür sein, dass ältere und pflegebedürftige Menschen sich hilfloser fühlen als sie es eigentlich sind. Diese Hilflosigkeit kann aufgrund der körperlichen und kognitiven Einschränkungen eintreten, kann aber auch im Laufe der Pflegebedürftigkeit »erlernt« sein. Pflegebedürftige ältere Menschen haben möglicherweise die Signale von z. B. Pflegenden oder Angehörigen zur Unterstützung aufgenommen und können dieser intensiven Fürsorge nichts entgegensetzen. Gründe dafür können die Angst aller Beteiligten sein, dass ein unerwünschtes Ereignis, wie z. B. ein Sturz, auftreten kann. Pflegende und Angehörige leiden dann oft unter der Angst, nicht genügend zu seiner Vermeidung getan zu haben. Diese Angst kann sich als Schutz zur Beschränkung der älteren Menschen ausdrücken, der ihren Bewegungsradius unabhängig von der Überprüfung der Kompetenz zur Selbstbestimmung einschränkt. Allerdings schließt die grundrechtlich geschützte Freiheit, insbesondere auch die Freiheit zur Krankheit sowie das Recht auf Selbstgefährdungen und zur Selbstaufgabe mit ein. Es wäre mit dem allgemeinen Persönlichkeitsrecht und der allgemeinen Handlungsfreiheit nicht vereinbar, dem »Staatsbürger vorzuschreiben, was er im Interesse seines Eigenschutzes zu tun hat (vgl. Schwedler et al. 2018).

Infragestellen der Kompetenz der Selbstbestimmung

Freiheit zur Krankheit und Recht auf Selbstgefährdung

Pflegende neigen bei einer vorliegenden Pflegebedürftigkeit, die auf Funktionseinschränkungen beruht auch dazu, die Selbstbestimmungskom-

Beschützende Beziehung

petenz abzusprechen. In der Literatur ebenfalls beschrieben werden eine beschützende Beziehung zwischen den Pflegenden und den pflegebedürftigen älteren Menschen, die ihre Unselbstständigkeit fördert und damit auch die Fremdbestimmung. Auch sind Pflegende nicht immer in der Lage, die emotionalen Bedürfnisse zu erkennen, da es ihnen z. B. schwer fällt Mimik und Gestik dahingehend zu deuten (vgl. Wulff et al. 2010).

Zutreffende Beurteilung von kognitiven Einschränkungen

Eine gänzlich andere Situation kann entstehen, wenn der ältere und pflegebedürftige Mensch kognitive Einschränkungen hat und keine selbstbestimmte Entscheidung mehr treffen kann und so von gesundheitlichen Beeinträchtigungen geschützt werden sollte. Hier taucht das Problem auf, eine zutreffende Beurteilung von kognitiven Einschränkungen festzustellen. Dafür ist die regelmäßige Kommunikation mit den betroffenen älteren Menschen und ihren Angehörigen im Sinne von Information, Aufklärung und Beratung erforderlich, um im Rahmen einer Erörterung zu einer aktuellen Einschätzung der verbliebenen Selbstbestimmungskompetenz zu kommen (vgl. Schwedler et al. 2018).

Eine vorliegende Pflegebedürftigkeit in Kombination mit Alter oder kognitiven und körperlichen Einschränkungen soll verdeutlichen, dass es sich um Personen mit zum Teil sehr umfänglichem Unterstützungsbedarf handeln kann, dies aber nicht automatisch zu Einschränkungen in der Selbstbestimmung führen muss. Es kann das Gegenteil der Fall sein, wenn ältere Menschen aus ihren Erfahrungen mit ihren Einschränkungen reflektierte Entscheidungen treffen können und auch wollen und damit auch die damit verbundenen persönlichen Konsequenzen abschätzen können.

3.3 Das Leben in Institutionen

Totale Institutionen

Das dauerhafte Leben in Institutionen wie z. B. einer stationären Pflegeeinrichtung ist häufig streng geregelt. Diese organisatorischen Regeln und Vorgaben zu pflegerisch notwendigen Interventionen werden von den dort tätigen Personen aufgestellt und sie sorgen auch dafür, dass sie eingehalten werden. Es besteht allerdings die Gefahr, dass sie sich dadurch zu einer totalen Institution entwickeln. Diesen Begriff hat der Soziologe Erving Goffman geprägt. Von diesem ausgehend, zeichnet sich eine totale Institution dadurch aus, dass sich Pflegende und die älteren Menschen rund um die Uhr in der Pflegeinstitution aufhalten, wo sie zur Verwirklichung eines Ziels, nämlich zur pflegerischen Versorgung, zusammenkommen. Mit dem Eintritt in eine stationäre Pflegeeinrichtung beginnt für die älteren Menschen ein neuer Lebensabschnitt, in dem sie auch eine neue Rolle zugewiesen bekommen. Ihre Rolle wird von der Pflegebedürftigkeit geprägt, die Abhängigkeit von anderen Menschen bedeutet und automatisch dazu führt, dass Fürsorge angeboten wird.

Aus der vorliegenden Abhängigkeit folgern die Pflegenden, diese zu kompensieren, was in der Regel in Form von Pflegeleistungen aber auch durch ihre Organisation geschieht. Über die Organisation, die mehr oder weniger ein strenges Reglement vorgeben kann, werden die älteren Menschen integriert und passen sich nach einer Eingewöhnungsphase an.

So gibt es zahlreiche Hinweise, dass eine Entwicklung bei älteren Menschen von ihren Umweltbedingungen abhängen kann. Sie können ihre Entwicklung von einer Abhängigkeit zu einer Unabhängigkeit nicht nur fördern, sondern auch begrenzen oder sogar unterdrücken. Die Argumentation in Richtung einer besonderen Bedeutung der Umwelt für ältere Menschen bzw. einer besonderen Sensibilität alter Menschen für positive wie negative Charakteristika der Umwelt, basiert dabei auf der Annahme eines mit dem Alter verbundenen Rückgangs der Adaptationsfähigkeit bezüglich Umweltanforderungen (vgl. Wahl 2002). Eine geringe Motivation der älteren Menschen, sich auf Veränderungen in der Lebenssituation und dem Lebensumfeld einzulassen, bestärkt ihre Tendenz, sich an die Umwelt durch die personenseitige Kompensationen anzupassen (z. B. die Aufgabe bestimmter Verhaltensweisen, die Veränderung des Anspruchsniveaus). Dazu kommt die Reflexion des Endgültigkeitscharakters des nun gewählten bzw. vorhandenen Lebensorts mit seinen Lebensbedingungen (vgl. Wahl 2002), der vor Veränderungen abhalten kann.

Adaptationsfähigkeit

Es ist auch möglich, dass die älteren Menschen nicht bereit sind, sich den vorgegebenen Regeln anzupassen. Dieses Verhalten kann für ihre Selbstbestimmtheit stehen und drückt ihr Selbstbewusstsein aus, entweder die Regeln zu ignorieren oder die im Verborgenen zu unterlaufen.

3.4 Der Umgang mit finanziellen Grenzen

Über ausreichend finanzielle Mittel zu verfügen, ermöglicht die persönliche Freiheit, sich für oder gegen kostenpflichtige pflegerische Interventionen oder Hilfsmittel zu entscheiden. Von besonderem Interesse ist dies für ältere Menschen, die Leistungen aus der Pflegeversicherung beziehen. Die Grundidee der Pflegeversicherung ist die Finanzierung einer Unterstützung bei der Pflege, aber nicht die komplette Übernahme der Kosten für Pflege zu erstatten. So stehen die älteren Menschen im Falle von Pflegebedürftigkeit vor der Entscheidung, welche pflegerische Leistungen sie für den Betrag der Pflegeversicherung in Anspruch nehmen möchten und in welchem Umfang sie weitere notwendige Interventionen privat finanzieren möchten und können. Stehen private finanzielle Mittel nicht zur Verfügung, kann diese Entscheidung nicht getroffen werden oder es bedarf einer weiteren Beantragung von Grundsicherung oder Hilfe zur Pflege. Der Bezug von Sozialleistungen schränkt in der Regel die frei verfügbare Summe an Geld weiter ein.

Finanzielle Mittel

Dies führt dazu, dass die älteren Menschen priorisieren müssen, welche Interventionen sie in Anspruch nehmen möchten. Auf den ersten Blick kann

Entscheidung für oder gegen pflegerische Interventionen

die freie Entscheidung für oder gegen pflegerische Interventionen selbstbestimmtes Handeln sein. Sie findet allerdings ihre Grenze bei der Priorisierung auf das allernotwendigste, was gleichbedeutend ist mit dem Verzicht auf Interventionen, die sich als nicht finanzierbar herausstellen.

Selbstbestimmte Entscheidung

Auf den ersten Blick ist die Zusage der Selbstbestimmung eingelöst, scheitert dann aber an den begrenzten Mitteln, eine erforderliche Versorgung zu finanzieren. So bleibt nur noch die selbstbestimmte Entscheidung, eine Auswahl von pflegerischen Angeboten zu treffen, die die höchste Übereinstimmung mit den eigenen Präferenzen erzielt.

3.5 Reflexion der Selbstbestimmung durch Pflegende

Beziehungen und Arbeitsbündnisse

Pflegebedürftige ältere Menschen und Pflegende gehen gerade in der Altenpflege länger anhaltende Beziehungen und Arbeitsbündnisse ein. Dabei treffen zunächst fremde Menschen aufeinander, die sich miteinander arrangieren müssen.

Selbstbestimmung und Fremdbestimmung

Dieses Arrangement kann gelingen, wenn es übereinstimmende Vorstellungen auf beiden Seiten zur Selbstbestimmung und Fremdbestimmung gibt. Es ist davon auszugehen, dass die älteren Menschen den größtmöglichen Umfang von Selbstbestimmung in Anspruch nehmen möchten. Dies kann auch bei den Pflegenden vorausgesetzt werden, doch unterliegen sie teilweise auch einer Fremdbestimmung, die es ihnen unmöglich macht, die Selbstbestimmung für die älteren Menschen zu sichern. Dies kann sein, wenn fachliche Standards so eng gestaltet oder ausgelegt werden, dass keine Spielräume für die Anpassung und Abänderung an eine aktuelle Lebenssituation oder das Lebensumfeld möglich sind. Die enge Auslegung von fachlichen Standards wiederum kann davon abhängen, wie die Konzeption von Verfahrensanweisungen in der Pflege gestaltet ist und ob es ein Vertrauen in die Pflegenden gibt, sodass diese ihre ermöglichten Spielräume nutzen können und wollen. Inwieweit Gestaltungs- und Entscheidungsspielräume genutzt werden sollen, kann vom Führungsverständnis abhängen oder wiederum von den Gestaltungsspielräumen von den Führungspersonen selbst. Auch Personen mit Führungsverantwortung, sind z. B. bei einer starken Zentralisation von Trägerstrukturen eng gebunden an Vorgaben, die

Reflexion eigener erlebter Selbst- oder Fremdbestimmung

von unbeteiligten Dritten erstellt werden. Ein weiterer Aspekt der Reflexion eigener erlebter Selbst- oder Fremdbestimmung ist, wie bei einem Träger ökonomische Zusammenhänge und der Umgang mit finanziellen Mitteln kommuniziert und gelebt werden. Oftmals werden Zusammenhänge zwischen ökonomischen Zwängen und Gestaltungsspielräumen hergestellt, die die Aufforderung der unbedingten Einhaltung der Vorgaben zum Ziel haben. Damit soll vermieden werden, dass genutzte Gestaltungsspielräume durch Pflegende zu möglichen finanziellen Auswirkungen führen können. Aufgrund des ausgeübten Druckes geraten dann die Präferenzen der älteren pflegebedürftigen Menschen aus dem Blick. So entsteht ein Zirkelbezug, der nur schwer unterbrochen werden kann, im Endeffekt aber zu einer verstärkten Fremdbestimmung sowohl bei den Pflegenden als auch bei den älteren Menschen führen wird.

3.6   Fazit

Die besondere Lebenssituation und teilweise das besondere Lebensumfeld pflegebedürftiger älterer Menschen ist geprägt von einer gefährdeten Selbstbestimmung. So kann sie durch kognitive, psychische und körperliche Einschränkungen gefährdet sein und auf intrinsische Faktoren bei den älteren Menschen zurück zu führen sein. Alle oder nur ein intrinsischer Faktor ist ausreichend, um Pflegebedürftigkeit zu begründen, was die Begrenzung der Selbstbestimmung zur Folge haben kann.

Das Leben in einer Institution, der Umgang mit begrenzten finanziellen Mitteln oder die erlebte Fremdbestimmung bei den Pflegenden gehen auf extrinsische Faktoren zurück. Ihre Reflexion durch die Pflegenden bietet die Chance, Entscheidungs- und Gestaltungsspielräume sowohl für die älteren Menschen als auch für die Pflegenden zu erhalten oder wieder zu schaffen.

Diese Reflexion scheint lohnend, da gerade die älteren Menschen dazu neigen, sich den externen Gegebenheiten anzupassen und darüber ihre eigenen Präferenzen zu verleugnen, was einer erlebten Selbstbestimmung, Selbstständigkeit und Autonomie und damit ihrer Würde widersprechen kann.

Gefährdete Selbstbestimmung

Intrinsische Faktoren

Extrinsische Faktoren

Anpassung an externe Gegebenheiten

3.7   Meine Lerngeschichte

Zum Ende dieses Kapitels ist wieder die Möglichkeit vorgesehen, ein persönliches Lerntagebuch weiter zu vervollständigen.

Lernfragen

- Welche Inhalte oder Konzepte erscheinen mir so wichtig, dass ich sie noch einmal nachlesen möchte?
- Welche Inhalte oder Konzepte erscheinen mir so wichtig, dass ich sie in der Praxis ausprobieren möchte?

- Gab es Inhalte, die mir dabei halfen, Themen aus anderen Kapiteln zu verstehen?
- Gab es Inhalte oder Konzepte, die mit meiner beruflichen Erfahrung übereinstimmen oder dieser widersprechen?
- Welche weiterführenden Fragen wirft das Gelernte auf? Möchte ich dazu mehr erfahren?
- Welche Fragen bleiben offen?

Eigene Gedanken:

_____

_____

_____

_____

_____

_____

4 Die älteren Menschen und ihre individuellen Vorstellungen von Selbstbestimmung

An dieser Stelle soll noch etwas detaillierter auf die Vorstellungen der älteren und möglicherweise pflegebedürftigen Menschen eingegangen werden. Dazu werden exemplarisch Studien herangezogen, die genau diese Vorstellungen näher beleuchten. Im Detail geht es um das Bedürfnis nach Selbst- und Fremdbestimmung, um ambivalente Haltungen älterer Menschen und der Reflexion des Konzepts einer gemeinsamen und informierten Entscheidungsfindung.

Bedürfnis nach Selbst- und Fremdbestimmung

4.1 Das Bedürfnis älterer Menschen nach Selbst- und Fremdbestimmung

Eine Reihe von pflegefachlichen Entwicklungen, die die gesetzlichen Zusagen inhaltlich auszufüllen versuchen, führte in der Vergangenheit dazu, dass das Thema Selbstbestimmung bei älteren Menschen eine immer bedeutendere Rolle spielt. Es ist aber auch davon auszugehen, dass die älteren Menschen selbst das überwiegende Bedürfnis haben, selbstbestimmt zu leben und das schließt eine große Zahl von Entscheidungen rund um ihre Gesundheit und ihre Pflege mit ein.

Pflegefachliche Impulse, wie die Auseinandersetzung mit gesetzlichen Zusagen, die öffentliche und die medizinische Aufmerksamkeit zum Thema Patientenverfügung und Vorsorgevollmacht, die Etablierung professioneller Standards, die Aspekte wie z. B. Information, Beratung und Aufklärung fokussieren, führten ebenfalls zu einem veränderten Umgang mit der Selbstbestimmung älterer Menschen.

Da liegt es nahe, dass es z. B. Bestrebungen gibt, Präferenzen in der Selbstbestimmung bei älteren Menschen herauszufinden und sie für die praktische pflegerische Arbeit nutzbar zu machen. Im Rahmen dieser Entwicklung konnte bei einer Vielzahl älterer und pflegebedürftiger Menschen herausgefunden werden, wie sie subjektiv zur eigenen Selbst- oder Fremdbestimmung stehen. Im Detail befragt wurden sie zu ihren Präferenzen und dem Erleben der Beteiligung am Entscheidungsprozess bei der eigenen pflegerischen Betreuung.

Präferenzen in der Selbstbestimmung

Um dies herauszufinden haben Smoliner et al. (2009) insgesamt 967 pflegebedürftige Patienten/-innen in einem Krankenhaus mit einem standardisierten Fragebogen befragt. (▸ Abb. 8).

Abb. 8:
Übersicht über die
Ergebnisse zur
Befragung
pflegebedürftiger
Menschen nach ihrer
präferierten
Entscheidungsfindung

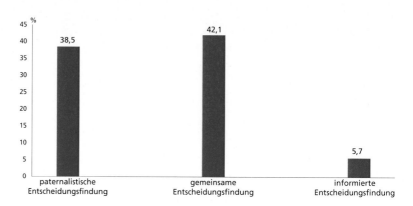

In diesem Fragebogen sollten die pflegebedürftigen Patienten/-innen u. a. angeben, ob drei der folgenden Aussagen auf sie zutreffen:

- Die Schwester/der Pfleger trifft im Rahmen meiner Pflege alle Entscheidungen für mich.

Paternalistische Entscheidungsfindung

Die Bestätigung dieser Aussage führte zur Identifikation der Präferenz der paternalistischen Entscheidungsfindung. Diese Aussage wurde von 38,5 % bestätigt und aus diesem Grund präferieren sie die paternalistische Entscheidungsfindung.

Zwei weitere Aussagen lauteten:

- Die Schwester/der Pfleger trifft die Entscheidungen im Rahmen meiner Pflege, berücksichtigt aber meine Meinung.
- Die Schwester/der Pfleger und ich treffen die Entscheidungen im Rahmen meiner Pflege gemeinsam.

Gemeinsame Entscheidungsfindung

Diese beiden Aussagen wurden von 42,1 % der befragten pflegebedürftigen Patienten/-innen bestätigt und führte zur Identifikation der Präferenz der gemeinsamen Entscheidungsfindung.

Haben die pflegebedürftigen Patienten die Aussage

- Die Entscheidungen im Rahmen meiner Pflege treffe ich selbst.

Informierte Entscheidungsfindung

bestätigt, das geschah durch 5,7 %, wurde von der Präferenz der informierten Entscheidungsfindung ausgegangen. (Vgl. Smoliner et al. 2009).

Die Ergebnisse der Befragung von Smoliner et al. zeigen ein uneinheitliches Bild. Die meisten der befragten pflegebedürftigen Patienten präferieren eine gemeinsame Entscheidungsfindung, d. h. sie bevorzugen eine Entscheidung mit der Beteiligung der Pflegenden und ihnen selbst. Es folgt bereits die zweite Gruppe, die eine paternalistische Entscheidungsfindung präferiert. Nur eine kleine Gruppe bevorzugt es, alle Entscheidungen rund um ihre eigene Pflege selbst zu treffen.

Die Ergebnisse machen auf das Erfordernis aufmerksam, im Rahmen der pflegerischen Versorgung zu erkunden, welche Art der Entscheidungsfindung die pflegebedürftige ältere Person bevorzugt. Es ist also davon auszugehen, dass der Wunsch nach Selbstbestimmung nicht automatisch angenommen werden kann, sondern sich je nach Präferenztyp oder ggf. nach der Art der Entscheidung richten kann.

Art der Entscheidungsfindung

4.2 Ambivalente Haltungen

Auch wenn die oben vorgestellte Befragung pflegebedürftiger Patienten den Eindruck vermittelt, es können bestimmte Typen von präferierten Entscheidungsfindungen ausgemacht werden, täuscht dies über das Vorliegen ambivalenter Haltungen hinweg. Dies scheint bei älteren Menschen häufig der Fall zu sein, was möglicherweise mit der Bedeutung und der Konsequenz der zu treffenden Entscheidungen zusammenhängen kann. Bei ihnen handelt es sich fast ausschließlich um Entscheidungen zu gesundheitlichen Belangen oder der Gestaltung des Lebens mit besonderen Erschwernissen, wie z. B. einer vorliegenden Pflegebedürftigkeit.

Vorliegen ambivalenter Haltungen

Das Konzept der Ambivalenz bezeichnet Erfahrungen des »Vaszillierens« zwischen den entgegengesetzten Polen des Fühlens, Denkens, Wollens bei der handlungsrelevanten Suche nach Sinn und Bedeutung sozialer Beziehungen und Sachverhalte, die für das Entfalten und Verändern der persönlichen … Identität bedeutsam sind (vgl. Lüscher et al. 2016).

Konzept der Ambivalenz

Übertragen auf die persönliche Selbstbestimmung von älteren Menschen bedeutet dies, dass ihr Entscheidungsprozess von einer ambivalenten Haltung als einer Sinn- und Bedeutungssuche geprägt ist. Von außen betrachtet könnte diese ambivalente Haltung als Unentschiedenheit oder als Unfähigkeit zum Entscheiden interpretiert werden, weil kein Ergebnis zustande kommt oder nur sehr zeitverzögert. Die ambivalente Haltung steht für eine tiefgehende Auseinandersetzung mit dem Für und Wider, mit den Chancen und den Möglichkeiten, aber auch mit den aufgezeigten Risiken und Komplikationen, da sich die anschließenden Entscheidungen als existentiell, identitätswahrend oder -gefährdend für die älteren Menschen herausstellen können. Als Beispiele wären zu nennen: die Entscheidung zum Umzug in eine stationäre Pflegeeinrichtung, die Entscheidung für die Zuhilfenahme von Pflegediensten, die das private Leben dominieren, die Entscheidung für oder gegen eine medizinische Therapie oder eine Rehabilitationsmaßnahme.

Ambivalente Haltung als Sinn- und Bedeutungssuche

Die Formulierung der handlungsrelevanten Suche nach Sinn und Bedeutung sozialer Beziehungen und Fakten sind die Grundlage für das Treffen eigener Entscheidungen und der darauffolgenden Handlungen. Denn die

Suche nach Sinn und Bedeutung

offensichtliche Suche nach Sinn und Bedeutung bezieht sich auf die Urheberschaft praktischen Handelns und dessen Begründung. Das ist der Fall, wenn sich Routinen nicht mehr aufrechterhalten lassen, beispielweise aus gesundheitlichen Gründen, und neue Entscheidungen im Umgang mit dem Alltag nach sich ziehen. Gerade das Festhalten an Routinen manifestiert Ambivalenzen, wenn sich Unverständnis oder Widerstände in der sozialen Umwelt und in den sozialen Beziehungen zeigen. Gerade an dieser Stelle taucht die Frage auf, inwieweit es bei ambivalenten Haltungen um Eigensinn, Angst vor Veränderung oder dem Aufrechterhalten von Autonomie der älteren Menschen geht. Der Umgang mit Routinen bei älteren Menschen ist geprägt von Ambivalenzerfahrungen. Diese können Anlass für eine gemeinsame respektvolle Suche nach Alternativen sein, die sich als die Ausgangsbasis für weitere Entscheidungen eignen, um Selbstbestimmung zu ermöglichen (vgl. Lüscher et al. 2016).

4.3 Gemeinsame und informierte Entscheidungsfindung

In den vorangegangenen Kapiteln konnte aufgezeigt werden, dass sich Selbstbestimmung, Selbstständigkeit in der Entscheidungsfindung und Autonomie als Würde der älteren Menschen ausdrücken können. Diese Würde bewegt sich zum einen zwischen den Polen von Selbst- und Fremdbestimmung und betont damit die Präferenzen des älteren Menschen. Dies kann bedeuten, dass es für die anschließende pflegerische Versorgung relevant wird, welche Art der Entscheidungsfindung die einzelnen älteren Menschen präferieren, denn diese gilt es für jede einzelne Entscheidung herauszufinden und zu erkunden.

Entscheidungsprozess Vor dem Hintergrund der Bedeutung von Ambivalenz ist es möglich, dass der einzelne ältere Mensch seine Präferenzen der Entscheidungsfindung bezüglich einer oder mehrerer Entscheidungen ändert, dass er mit einer herantastenden Sinn- und Bedeutungssuche beschäftigt ist und zum aktuellen Zeitpunkt keine Entscheidung treffen kann oder möchte. Da sich Ambivalenz auch auf Entscheidungen im Alltag beziehen kann, ist davon auszugehen, dass sie in vielen Situation, auch in solchen, die mit einem gewissen Handlungszwang für Pflegende verbunden sind, auftauchen und eine Entscheidungsfindung erschweren kann. Aus der Sicht der Pflegenden kann es hilfreich sein, zu wissen, wie Entscheidungen zustande kommen, um nicht frühzeitig ungewollt in einen Entscheidungsprozess einzugreifen und möglicherweise die Selbstbestimmung einzuschränken.

Bewertung einer Entscheidungssituation Unterschiedliche Präferenzen in der Entscheidungsfindung und eine mögliche vorhandene Ambivalenz sollten aus diesem Grund in die Bewertung einer Entscheidungssituation einbezogen werden.

Ein Konzept, welches sich seit einigen Jahren in der medizinischen und pflegerischen Fachliteratur etabliert hat, ist die der gemeinsamen informierten Entscheidungsfindung. Sie sieht fünf Schritte vor, mit deren Hilfe die Entscheidungsfindung und der Entscheidungsfindungsprozess gestaltet werden können (▸ Abb. 9). Dabei sind die fünf Schritte als ein Rahmen zu verstehen. Denn es ist je nach Situation des älteren Menschen, seinen Vorkenntnissen und Vorerfahrungen möglich, einen Schritt zu überspringen oder auch zu wiederholen.

Gemeinsame informierte Entscheidungsfindung

Ziel dieses Konzepts ist die Vermittlung von Sicherheit bei der Gestaltung des Entscheidungsprozesses zur Berücksichtigung aller Präferenzen und auch der Ambivalenzen der älteren Menschen. Ziel ist auch eine vorrausschauende Vorgehensweise, die einige Ressourcen für die gemeinsame und informierte Entscheidungsfindung bindet aber im weiteren Verlauf für Handlungssicherheit und gegenseitige Verbindlichkeit sorgen soll.

Vermittlung von Sicherheit bei der Entscheidungsfindung

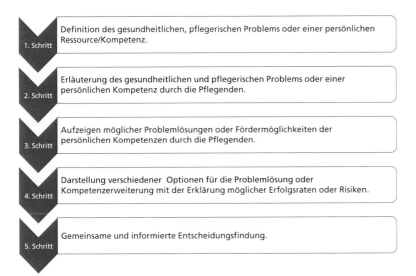

Abb. 9:
Die Schritte der gemeinsamen und informierten Entscheidungsfindung (vgl. Hamann, et al. 2005)

Aus der internationalen Literatur sind die folgenden fünf Schritte für einen idealtypischen Verlauf einer gemeinsamen und informierten Entscheidungsfindung bekannt (▸ Abb. 9). Sie werden hier mit beispielhaften Leitfragen für die praktische Umsetzung ergänzt.

Definition

Beim ersten Schritt handelt es sich um die Definition eines gesundheitlichen, pflegerischen Problems oder einer vorliegenden Ressource oder Kompetenz durch die älteren Menschen selbst.

Zwei Fragen an den älteren Menschen könnten lauten:

- Welche Einschränkung behindert Sie im Alltag am allermeisten?
- Ihre Ressourcen sind vielfältig, wo benötigen Sie sie in ihrem Alltag?

49

Erläuterung

Der zweite Schritt umfasst die Erläuterung des gesundheitlichen, pflegerischen Problems, der Ressourcen und Kompetenzen durch die Pflegenden. Diese pflegefachliche Reformulierung der Schilderung der älteren Menschen dient einer Evaluation des richtigen Verständnisses und der Eingrenzung der Schilderung auf die wesentlichen Sachverhalte.

112
...

Diese Evaluation könnte mit der Frage der Pflegenden eingeleitet werden:

- Habe ich ihre Ausführungen richtig verstanden, ihr Problem ist …?
- Habe ich ihre Ausführungen richtig verstanden, ihre Ressourcen möchten Sie nutzen für …?

Lösung

Im dritten Schritt zeigen die Pflegenden mögliche Wege der Problemlösung oder der Kompetenzerweiterung auf. Es gilt dabei zu bedenken, dass sowohl die unterbreiteten Vorschläge der älteren Menschen und der Pflegenden gleichwertig sind und erst durch die gemeinsame Vereinbarung von Zielen und einer darauf abgestimmten Maßnahme bewertet werden können.

112
...

- In diesem Fall kann die erläuternde Frage hilfreich sein: Welchen Weg schlagen Sie für die Lösung ihres Problems vor? Gerne würde ich ihren Weg um folgende Aspekte ergänzen …
- Oder: Welchen Weg schlagen Sie für die Förderung ihrer Ressource vor? Gerne würde ich ihren Weg um folgende Aspekte ergänzen …

Optionen

Es folgt im vierten Schritt die Darstellung verschiedener Optionen und das Erklären der zu erwartenden Erfolgsraten bzw. Risiken. Mit diesem Informationsschritt können die älteren Menschen ihrer favorisierten Interventionen in den Kontext von Risiken, Komplikationen und Erfolgsaussichten einordnen. Auch dieser Schritt erlangt die Bedeutung einer Evaluation der vorhergehenden Schritte zur Absicherung der zukünftigen Entscheidung.

112
...

Der Dialog könnte wie folgt fortgesetzt werden: »An dieser Stelle möchte ich Sie gerne über die möglichen Erfolge aber auch die Risiken informieren. In der Literatur wird eine Erfolgsrate von … beschrieben. Von 100 Personen haben … eine Komplikation erlitten.«

Entscheidung

Erst im fünften Schritt folgt die eigentliche gemeinsame und informierte Entscheidung, nach dem der ältere Mensch Zeit für die Reflexion der verschiedenen Optionen hatte. Diese Zeit scheint in Anbetracht der möglicherweise auftretenden Ambivalenzen sinnvoll.

112
...

Der Dialog könnte in eine Entscheidung münden: »Nach einiger Bedenkzeit legen wir nun die zukünftige Vorgehensweise zur Lösung ihres Problems fest. Oder: Nach einiger Bedenkzeit legen sie die zukünftige Vorgehensweise zur Förderung ihrer Ressource fest.«

Eine gemeinsame und informierte Entscheidungsfindung kann durch eine gelungene Kommunikation zwischen den älteren Menschen und den Pflegenden erfolgen. Darunter ist eine Kommunikation durch die Pflegenden zu verstehen, die komplexe Sachverhalte realistisch und angemessen darstellen kann. Sinnvoll ist, die Schaffung einer Gesprächsumgebung und die Einladung an weitere Menschen, die den älteren Menschen begleiten und unterstützten können.

Gerade um die ambivalenten Haltungen zu begleiten, kann das Angebot für Entscheidungshilfen unterstützend und deshalb sinnvoll sein.

Es handelt sich dabei um unterschiedliche Medien (Informationshefte, Flyer, Videos, Internetseiten, eigens angefertigte Zeichnungen u. a.), die den älteren Menschen entscheidungsrelevante Informationen, z. B. in Form von konkreten Zahlen oder pflegefachlichen Einschätzungen, vermitteln (z. B. zur Häufigkeit von Verbesserungen oder Verschlechterungen pflegerische Versorgung oder dem Eintreten und dem Ausmaß von Risiken oder Komplikationen).

Diese Entscheidungshilfen können dazu beitragen, dass die älteren Menschen ihre persönliche Entscheidungsoption wählen und so die auftretenden ambivalenten Haltungen etwas gebündelt werden können. Das führt möglicherweise zu einer Bündelung und Eingrenzung der ambivalenten Suchbewegungen mit dem Ziel Unsicherheiten während des Entscheidungsprozesses abzubauen. Möglicherweise kann dies Sicherheit für die anstehenden Entscheidungen geben.

Es folgt die gemeinsame Entscheidungsfindung, die in der Regel verschiedene Stadien von der Suche nach der richtigen Entscheidung bis hin zur Sicherheit, die richtige Entscheidung getroffen zu haben, durchlaufen hat. Die Pflegenden begleiten an dieser Stelle die älteren Menschen durch die Schritte der Entscheidungsfindung und im weiteren Verlauf bei ihrer Umsetzung. Erst die gemeinsame Umsetzung einer Entscheidung auf der Basis anerkannter pflegewissenschaftlicher Erkenntnisse und der Berücksichtigung der Wünsche und Ziele der älteren Menschen erfüllt die Kriterien von Partizipation (vgl. Hamann et al. 2006).

Es lohnt sich, einen Blick auf besondere pflegerische Entscheidungshilfen zu werfen. An dieser Stelle soll darauf hingewiesen werden, dass neben Zahlen und Fakten auch verbraucherfreundliche Versionen pflegefachlicher Vorgaben existieren. So können z. B. bei Verbraucherzentralen auch Versionen von den Expertenstandards des Deutschen Netzwerks für Qualitätsentwicklung in der Pflege (DNQP) in einer laienverständlichen Sprache erworben werden. Beispielhaft wäre hier die Broschüre »Gute Pflege im Heim und zu Hause – Pflegequalität erkennen und einfordern«, herausgegeben von der Verbraucherzentrale zu nennen. Sie beschreiben in einer verkürzten aber gut verständlichen Form alle Entscheidungsgrundlagen, die der ältere Mensch benötigt. Ist der ältere Mensch selbst nicht mehr in der Lage, diese Informationen aufzunehmen, eignen sie sich auch für die Lektüre von Angehörigen.

Das Treffen einer informierten und gemeinsamen Entscheidung wiederum führt dazu, dass auch die Verantwortung für die Entscheidung an sich und die daraus erwachsenden Folgen partizipativ, d. h. geteilt wer-

Gelungene Kommunikation

Entscheidungshilfen

Gemeinsame Umsetzung einer Entscheidung

Verbraucherfreundliche pflegefachliche Vorgaben

Partizipative Verantwortung für die Entscheidung

51

den können. Dies kann für Pflegende eine Entlastung bedeuten, gerade im Zusammenhang mit ethischen Fragestellungen. Sie bildet aber auch die Grundlage für die Nachhaltigkeit, die für den älteren Menschen von Bedeutung ist.

4.4   Fazit

Entscheidungs-präferenzen

In der Gesamtschau auf das vorangegangene Kapitel soll auf die zentralen Begriffe verwiesen werden. Bei Befragungen pflegebedürftiger Menschen konnte herausgefunden werden, dass diese bestimmte Entscheidungspräferenzen haben. Sie schwanken zwischen einer Fremdbestimmung, d. h. sie sind damit einverstanden, dass die Pflegenden die Entscheidungen rund um die pflegerische Versorgung treffen, und einer Selbstbestimmung. Hier möchten sie alle ihre Entscheidung zur pflegerischen Entscheidung selbst treffen und diese umgesetzt wissen. Dazwischen existiert die größte Gruppe der pflegebedürftigen Menschen, die Empfehlungen der Pflegenden bei ihren Entscheidungen zur persönlichen pflegerischen Versorgung integrieren. Die Kenntnis der verschiedenen Präferenzen in der Entscheidungsfindung verhilft zur pflegefachlichen Einschätzung, um welchen Typ es sich handeln könnte. Allerdings ist die Präferenz bei jeder einzelnen Entscheidung aufs Neue herauszufinden. Erschwerend kommt bei Entscheidungsfindungen hinzu, dass sie sich in ambivalenten Haltungen zeigen können, die von außen betrachtet als unentschlossen interpretiert werden.

Wahrnehmung pflegefachlicher Verantwortung

Diese ambivalenten Haltungen, hinter denen sich mannigfaltige Suchbewegungen nach der richtigen Entscheidung verbergen, können im Rahmen einer gemeinsamen und informierten Entscheidungsfindung gestaltet werden. Diese gemeinsamen Entscheidungsfindungen unterstützten sowohl die älteren Menschen als auch die Pflegenden bei der Wahrnehmung ihrer pflegefachlichen Verantwortung und bei ethischen Konflikten. Gemeinsame informierte Entscheidungen können die Pflegenden entlasten, da von Beginn an die älteren Menschen selbst oder ihre Angehörigen beteiligt wurden und damit auch ein Teil der Verantwortung zu tragen haben.

4.5   Meine Lerngeschichte

Zum Ende dieses Kapitels ist wieder die Möglichkeit vorgesehen, ein persönliches Lerntagebuch weiter zu vervollständigen.

Lernfragen

- Welche Inhalte oder Konzepte erscheinen mir so wichtig, dass ich sie noch einmal nachlesen möchte?
- Welche Inhalte oder Konzepte erscheinen mir so wichtig, dass ich sie in der Praxis ausprobieren möchte?
- Gab es Inhalte, die mir dabei halfen, Themen aus anderen Kapiteln zu verstehen?
- Gab es Inhalte oder Konzepte, die mit meiner beruflichen Erfahrung übereinstimmen oder dieser widersprechen?
- Welche weiterführenden Fragen wirft das Gelernte auf? Möchte ich dazu mehr erfahren?
- Welche Fragen bleiben offen?

Eigene Gedanken:

_____

_____

_____

_____

_____

5   Die Förderung der Selbstbestimmung älterer Menschen durch Pflegende

Wie in den vorangegangenen Kapiteln immer wieder erwähnt, steht die Selbstbestimmung älterer Menschen an erster Stelle, auch wenn sie diese aufgrund fehlender Kenntnis ihrer Optionen, aufgrund kognitiver oder psychischer Einschränkungen oder der Fürsorge der Pflegenden eher eingeschränkt leben können.

Es scheint deshalb angebracht, Hinweise, Hilfestellungen oder Anleitungen für die tägliche pflegerische Praxis anzubieten, um der persönlichen Selbstbestimmung der älteren Menschen den nötigen Raum zu geben.

Zentrale Fragestellungen

Dabei scheint es sinnvoll, den Themenkomplex der Selbstbestimmung auf folgende Leitfragen zu konzentrieren:

- Welche fördernden und hemmenden Faktoren behindern die Selbstbestimmung der älteren Menschen?
- Welche berufliche Haltung vertrete ich selbst: kann ich der Sorge um ältere Menschen zustimmen oder eher ihrer Fürsorge?
- Lässt die aktuelle Lebenssituation des älteren Menschen es zu, mit ihnen über Vorsorgevollmachten, Patientenverfügungen oder eine vorrausschauende Versorgungsplanung zu sprechen?
- Welche Ursachen hat die eingeschränkte Selbstbestimmung?
- Wie finde ich die präferierte Form der Entscheidungsfindung bei älteren Menschen heraus?
- Wie finde ich heraus, wann es sich um eine Entscheidung handelt und diese ihre Wirkung im Alltag entfalten wird?
- Wie entsteht eine gemeinsame und informierte Entscheidungsfindung?
- Ist es notwendig, An- und Zugehörige für eine gemeinsame Entscheidungsfindung hinzuzuziehen?

Nachhaltigkeit bei der Integration in den Alltag

Die Sammlung von übergeordneten Fragestellungen kann Pflegende dabei unterstützen, zusammen mit den älteren Menschen tragfähige Entscheidungen rund um ihre gesundheitliche und pflegerische Versorgung zu treffen. Ziel ist es, neben der Entscheidungsfindung auch eine Nachhaltigkeit bei deren Integration in den Alltag zu erreichen.

Die übergeordneten Fragestellungen können aber auch dabei helfen, sich den Inhalten und den Vorgehensweisen der gemeinsamen informierten Entscheidungsfindung zu nähern.

5.1 Die gemeinsame informierte Entscheidungsfindung in der Praxis

An dieser Stelle soll das Instrument der gemeinsamen informierten Entscheidungsfindung erläutert werden.

Es besteht aus den Begriffen *gemeinsam, informiert, Entscheidung* und *Findung*. Sie alle weisen für die tägliche pflegerische Praxis Besonderheiten und Wege auf, die Pflegende für sich nutzen können.

Die aufgezeigten Wege können mit einem Zeitaufwand verbunden sein, die Kritiker dazu verleiten können, vom Konzept der gemeinsamen informierten Entscheidungsfindung Abstand zu nehmen. Es sei darauf verwiesen, dass eine gut vorbereitete Entscheidungsfindung der pflegerischen Versorgung eine Struktur geben kann. Ohne sie könnte die pflegerische Versorgung unstrukturiert und gekennzeichnet von vielen Nachbesserungen verlaufen, was wiederum Einfluss auf den nötigen Zeitaufwand haben kann. *(Zeitaufwand)*

Wird der Schritt der gemeinsamen informierten Entscheidungsfindung übersprungen, wird dabei auch der ältere Mensch mit seinen Anliegen übergangen. Dieses Übergangenwerden kann ebenfalls Konsequenzen auf die pflegerische Versorgung haben: zum einen könnten ältere Menschen ihr Selbstbestimmungsrecht einfordern und die pflegerische Versorgung stets hinterfragen. Ist ihnen dies nicht möglich, könnten sie zum anderen ihre Vertrauenspersonen hinzuziehen und diese damit beauftragen, sich anstatt ihrer, für ihre Belange einzusetzen. *(Selbstbestimmungsrecht älterer Menschen)*

Ist der ältere Mensch nicht in der Lage, sich aktiv für sein Selbstbestimmungsrecht einzusetzen und wird dieses übergangen, entsteht daraus eine ethische Fragestellung und ein Übergehen von zugesagten Grundrechten. Die ethische Fragestellung resultiert aus dem Über-den-Kopf-hinweg-Entscheiden im Sinne des Ignorierens der persönlichen Autonomie der älteren Menschen. Die Einschränkung von Grundrechten widerspricht allen zugesagten Rechten und kann zu strafrechtlichen Fragestellungen führen. Dies kann auch der Fall sein, wenn Pflegende aus einer berechtigten Fürsorge für die ältere Menschen heraus ihre eigene Entscheidung nicht annehmen können. *(Übergehen von zugesagten Grundrechten)*

Um zu vermeiden, dass eine fürsorgliche Haltung der Pflegenden in den Widerspruch zu ihren eigenen Entscheidungen, ihrer eigenen Selbstständigkeit und Autonomie gerät und damit ihre Würde in Frage gestellt wird, sollten Pflegende ihre eigene Haltung zum Begriff der Würde finden. *(Eigene Haltung zur Würde finden)*

Die Situation der Pflegenden soll an dieser Stelle skizziert werden: Sie selbst befinden sich im Spannungsfeld zwischen Fürsorge und Sorge. Fürsorge steht in diesem Zusammenhang für die Übernahme von alltagsrelevanten Anforderungen der älteren Menschen und kann auch die Übernahme der Selbstbestimmung bedeuten. Sorge dagegen ist als das aufmerksame Wachen und Begleiten zu verstehen und zieht eine Grenze an der Stelle *(Spannungsfeld zwischen Fürsorge und Sorge)* zur Übernahme von alltagsrelevanten Anforderungen. Die Anerkennung der Grenze zwischen Fürsorge und Sorge erfordert die Klarheit der Pflegenden selbst im Umgang mit älteren Menschen, die von einer personellen Abhängigkeit bedroht oder bereits abhängig sind, der Glaube an die persönliche Autonomie und die Überzeugung, dass diese jederzeit schützenswert ist und vor die eigenen Belangen, wie z. B. eigene Angst, Unsicherheit und eigenem inneren Druck treten kann. Ferner ist die persönliche Klarheit darüber hilfreich, dass professionelle Beziehungen zu den älteren Menschen ein wirksames Fundament sein könnten, auch bei einer vorliegenden Abhängigkeit, Autonomie im Sinne von Selbstbestimmung und Selbstständigkeit zu gewährleisten. In Summe ergeben sich zahlreiche Aspekte zur Gestaltung eines würdevollen Lebens der älteren Menschen.

Eigene Haltung zur Selbstbestimmung älterer Menschen entwickeln

Folgende Leitthesen und Fragen zur Reflexion der eigenen Haltung können unterstützen, eine eigene Haltung zur Selbstbestimmung der älteren Menschen zu entwickeln:

- Kann ich selbst das Altern (auch das eigene Altern) anerkennen oder fühle ich mich selbst der oft propagierten Jugendlichkeit und damit Leistungsfähigkeit verbunden?
- Kann ich im Alter Chancen und eine Form der Produktivität erkennen oder stehen ältere Menschen für mich für Chancenlosigkeit und Nutzlosigkeit in der Gesellschaft?
- Das eigene Altersbild beeinflusst den Umgang mit den älteren Menschen.
- Das Alter ist geprägt von zunehmenden Einschränkungen und Verlusten, Medizin und Pflege sind dazu da, diese zu kompensieren.
- Das Alter ist zwar geprägt von zunehmenden Einschränkungen und Verlusten, hält aber auch besondere Lebenserfahrungen und Problemlösungskompetenzen bereit, die für die Bewältigung des Alltags nutzbar sind.
- Beim Alter handelt es ich um eine besondere Lebensspanne, in der sich die Ziele und Wünsche verändern könne. Deren Realisierung ist unbedingt zu ermöglichen, da ältere Menschen immer an ihrer Selbstständigkeit und Selbstbestimmung interessiert sind.
- Das nie endende Interesse der älteren Menschen an Autonomie und Selbstbestimmung ist die Motivation für ihre angestrebte Selbstständigkeit. Die älteren Menschen arbeiten immerwährend an ihrer Selbstständigkeit.
- Das Wissen um die eigene Selbstbestimmung setzt Kräfte für die praktische Umsetzung frei.
- Selbstbestimmte Entscheidungen bewahren die älteren Menschen davor, Risiken einzugehen, die sie nicht überblicken können.
- Eine sorgende Beziehung und die Inanspruchnahme von pflegerischer Unterstützung schließen Selbstbestimmung und Autonomie nicht aus.
- Kann ich in meinem eigenen Leben Selbstbestimmung leben oder wird von mir erwartet, dass ich mich anpasse.

- Andere Menschen, z. B. meine Vorgesetzten tragen meine professionell getroffenen Entscheidungen alle mit. Ich komme nie in die Lage, meine professionellen Entscheidungen rechtfertigen zu müssen.

Dieser Thesenkatalog erhebt keinen Anspruch auf Vollständigkeit, soll er auch nur zum Nachdenken und Reflektieren anregen. Reflexion in diesem Zusammenhang bedeutet hinterfragen, aber auch den Abstand gewinnen zur täglichen Praxis und langjährigen Routine.

Mit einem Abstand zur professionellen Routine und der täglichen Praxis wird es möglich, sich nochmals den zentralen Begriffen zu nähern, die Selbstbestimmung für die älteren Menschen erfahrbar zu machen und damit in ihr tägliches Leben zu integrieren.

Beim ersten zentralen Begriff handelt es sich um »etwas gemeinsam« vorbereiten, besprechen und im Anschluss daran auch tun. Gemeinsamkeit erzielen, kann bedeuten, eine Übereinstimmung bezüglich Entscheidungen zu erreichen und diese dann gemeinsam umzusetzen.

Übereinstimmung von Entscheidungen

Gemeinsamkeit zwischen den Pflegenden und den älteren Menschen kann entstehen, wenn beide Seiten bereit sind einen Konsens zu erzielen. Dies geschieht durch die Darlegung der Vorstellungen, im Zusammenhang mit pflegerischen Interventionen, z. B. um die Darlegung von solchen, die ein Risiko vermeiden helfen, die ein aktuell bestehendes Problem lösen helfen oder eine Kompetenz fördern können (▶ Abb. 10).

Konsens erzielen

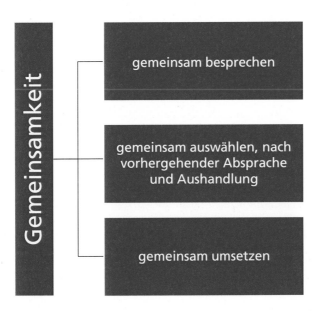

Abb. 10: Gemeinsamkeit im Zusammenhang mit der Selbstbestimmung älterer Menschen

Unter gemeinsamer Besprechung ist der Austausch von Ideen, Problemlösungen, guten oder schlechten Erfahrung zu verstehen. Es existiert dabei eine Gleichberechtigung aller Argumente und aller Parteien. Hinter der Gleichberechtigung beider Parteien steht der Gedanke, dass sowohl der ältere

Professionelle Experten in eigener Sache

Mensch als auch die Pflegenden professionelle Experten oder Experten in eigener Sache sind.

Gemeinsame Auswahl geeigneter pflegerischer Vorgehensweisen

Es folgt der Schritt der gemeinsamen Auswahl geeigneter pflegerischer Vorgehensweisen oder Interventionen. Dabei wird eine angemessene Auswahl von Interventionen vorgestellt und die Entscheidung der älteren Person überlassen. Hilfreich ist es, wenn sie in diesem Zusammenhang eine Begründung geben können, dies vereinfacht die Nachvollziehbarkeit der Entscheidung für die Pflegenden. Eine Korrektur durch eine von den Pflegenden präferierten Vorgehensweise ist nicht vorgesehen.

Gemeinsame Umsetzung ausgehandelter Interventionen

Es folgt die gemeinsame Umsetzung der ausgehandelten Interventionen. Dabei ist es möglich, dass die gemeinsam getroffene Entscheidung nach außen vertreten werden muss. Dies kann auch dann geschehen, wenn sich der ältere Mensch für die Unterlassung entschieden hat.

Die Gemeinsamkeit kommt allerdings dort an ihre Grenzen, wo der ältere Mensch nicht mehr in der Lage ist, etwas gemeinsam zu entscheiden oder zu tun. Hier können Angehörige oder andere Vertrauenspersonen an ihre Stelle treten. Genauso bedarf es Pflegender, die in der Lage sind, etwas gemeinsam mit den älteren Menschen zu tun und alle möglichen Folgen gemeinsam zu tragen und ggf. vor Dritten zu verantworten.

Erkunden eines mutmaßlichen Willens

Sind Ansprechpartner aus dem privaten Umfeld nicht zu finden und sehen die Pflegenden sich auf sich gestellt, ist eine Gemeinsamkeit in Frage zu stellen. In diesem Fall würde die Entscheidungsfindung auf Basis der professionellen Einschätzung erfolgen und auf dem Erkunden eines mutmaßlichen Willens aufbauen. Um diesen herauszufinden, kann eine hermeneutische oder ethische Fallbesprechung das Mittel der Wahl sein. Da es sich dabei um eine Besprechung im Team mit allen an der Betreuung beteiligten Personen handelt, kann diese Vielzahl von Informationen zu einer Rekonstruktion des mutmaßlichen Willens führen.

Ein weiterer zentraler Begriff im Zusammenhang mit der gemeinsamen Entscheidungsfindung ist der der »Information« und des »informiert werdens«.

Das Fundament einer stimmigen und »guten« Entscheidung bilden die zugrunde liegenden Informationen. Dabei handelt es sich ausschließlich um speziell aufbereitete pflegefachliche Informationen.

Dabei geht es um die Auswahl geeigneter Informationen, um ihre Darbietung und die Möglichkeit sie auf die spezielle und individuelle Situation des älteren Menschen anzupassen (► Abb. 11).

Bei geeigneten Informationen handelt es sich um individuell ausgesuchte Informationen in einer Alltagssprache, ergänzt durch Bilder, Filme, Flyer etc. Die Auswahl der Informationen stellt das aktuellste pflegefachliche Wissen dar mit Erläuterungen zum eigentlichen Problem und der individuellen Problemlage, dem Aufzeigen eines positiven und eines negativen Verlaufs, der Einschätzung möglicher Chancen und Risiken am individuellen Fall und der wichtigsten sich anschließenden Interventionen.

Systematische Herleitung der persönlichen Fragestellung

Die Auswahl geeigneter Informationen richtet sich an den Bedarfen des älteren Menschen aus. Sie beziehen sich auf sein persönliches Problem, d. h. die Frage- oder Problemstellung sollte klar umrissen sein. Dabei kann eine

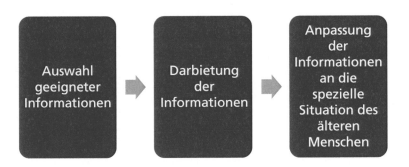

Abb. 11:
Die Aufbereitung von Informationen für ein Gespräch mit den älteren Menschen

Eingrenzung der Frage- oder Problemstellung auch die Eingrenzung von infrage kommenden Interventionen bedeuten, was bei der systematischen Herleitung der persönlichen Fragestellung kein Problem für die Pflegenden darstellt. Es kann sich eine Informationsrecherche anschließen, um nach geeigneten Medien zu suchen, z. B. Videos, die die Handhabung von Inkontinenzmaterial erklären, Broschüren mit der Erläuterung der Sturzvermeidung in Worten und Bildern, die Beschreibung pflegerischer Probleme in einer einfachen Sprache. Alle Medien bedürfen der mündlichen Erläuterung durch die Pflegenden, um sich im Gespräch vergewissern zu können, ob die Informationen verstanden wurden und ob noch weitere Fragen bestehen, die beantwortet werden sollten.

Die Darbietung der Informationen richtet sich nach den Fähigkeiten des Hörens und Sehens. In der Regel sind die gedruckten Informationen in einer größeren Schrift verfasst, Videos lassen sich in einer höheren Lautstärke abspielen. Komplexe Sachverhalte sollten stark vereinfacht erklärt werden, damit die Detailfülle bei der ersten Erklärung nicht verwirrend ist. Dazu können schematische Zeichnungen angefertigt und mit den wichtigsten Stichworten beschriftet werden.

Komplexe Sachverhalte stark vereinfacht erklären

Hilfreich ist auch, wenn die Informationen bei den älteren Menschen zurückgelassen werden können, damit diese sie in Ruhe nochmals nacharbeiten können. Diese intensive Beschäftigung mit dem Informationsmaterial, evtl. im Beisein der Angehörigen, festigt die zukünftige Entscheidung, was auch für die Pflegenden eine Versicherung des richtigen Weges sein kann.

Der Umfang der Informationen richtet sich erstens nach der persönlichen Fragestellung aber auch nach den zur Verfügung stehenden Fakten. Darunter sind Informationen zu den Erfolgschancen, den Misserfolgschancen, den möglichen Risiken oder Komplikationen zu verstehen. So wäre eine geeignete Hilfsmittelauswahl zur Sturzprävention verbunden mit Informationen über deren Nutzen aber auch über deren Gefahren, wie z. B. eines Rollators, der zwar beim Laufen unterstützt aber beide Hände zur Steuerung benötigt, die nicht mehr für andere Tätigkeiten zur Verfügung stehen.

Die Findung einer Entscheidung erfolgt im Konsens, d. h. nach Abwägen aller Chancen, Hindernisse, Risiken und möglichen Komplikationen. Alle diese Auswirkungen sollten dem älteren Menschen bekannt sein, ansonsten basiert die sich anschließende Information auf einer unvollständigen

Faktenlage. Möglicherweise hätte der ältere Mensch eine andere Entscheidung getroffen, wären ihm die Chancen auf Erfolg dargelegt worden, auch und gerade, wenn eine Prognose mit Unsicherheiten verbunden ist.

Das Finden der richtigen Entscheidung hat nicht nur etwas mit den zur Verfügung gestellten Informationen zu tun, sondern auch mit einem »Bauchgefühl« oder einer »inneren Stimme«. Beides spielt bei der Entscheidungsfindung eine Rolle (näheres dazu in Band 1: Kompetenzen älterer Menschen).

5.2 Die gemeinsame Ergebnissicherung zur Erhaltung der Nachhaltigkeit

Verbindlichkeit bei der Umsetzung von Entscheidungen

Gemeinsam erarbeitete und getroffene Entscheidungen führen zu einer Verbindlichkeit bezüglich ihrer Umsetzung. Sowohl die älteren Menschen als auch die Pflegenden haben einen Beitrag zum Zustandekommen der Entscheidung als Ausdruck von Selbstbestimmung geleistet. Dies soll die Bedeutung einer gegenseitigen Versicherung annehmen und die Verbindlichkeit in der Umsetzung der Entscheidung erhöhen.

Trotz der empfundenen Selbstverpflichtung bei den älteren Menschen und den Pflegenden kann es erforderlich werden, eine getroffene Entscheidung zu überdenken oder sogar rückgängig zu machen. Eine solche Erkenntnis kann mit der kontinuierlichen Umsetzung der Entscheidung oder bei einer stetigen Veränderung der Lebenssituation oder des Lebensumfeldes geschehen. Es kann genauso der Fall eintreffen, dass eine getroffene Entscheidung weit hinter den Ressourcen und Kompetenzen der älteren Menschen zurückbleiben muss, sodass eine Reflexion der Entscheidung gezielt auf eine weitere Förderung in den Alltagskompetenzen abzielen kann.

Evaluation von getroffenen Entscheidungen

Aufgrund der oben genannten Gründe steht in der Folge die Evaluation der getroffenen Entscheidung an. Dabei wiederholt sich der oben beschriebene Vorgang der gemeinsamen und informierten Entscheidungsfindung unter besonderer Berücksichtigung der neuen Ausgangssituation.

Diese Abbildung (► Abb. 12) entwickelt die Abbildung 10 in diesem Kapitel weiter (► Abb. 10). Auch hier steht die Gemeinsamkeit zwischen den älteren Menschen und den Pflegenden im Mittelpunkt. Basierend auf der ersten gemeinsam informierten Entscheidung wird die neue Ausgangssituation, die sich aus einer veränderten Lebenssituation oder dem Lebensumfeld ergibt, gemeinsam besprochen. Hier werden die positiven und negativen Aspekte beleuchtet. Gegenstand der gemeinsamen Besprechung kann auch die Evaluation der bisherigen Förderung in den Alltagskompetenzen sein.

Die veränderte Lebenssituation oder das Lebensumfeld machen wiederum die Aktualisierung der vorhandenen Informationen erforderlich. Diese

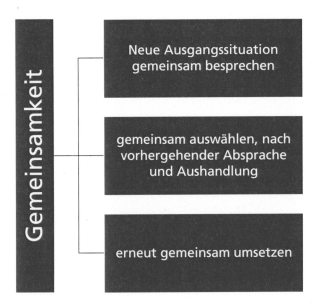

Abb. 12:
Gemeinsame
Entscheidungsfindung
zur Evaluation neuer
Lebenssituationen
oder dem
Lebensumfeld

werden jetzt wiederum umfassend aber pointiert dargelegt, um als Entscheidungsgrundlage verwendet zu werden. Neu aufgetretene Fragen der älteren Menschen oder ihren Angehörigen werden besprochen und münden in eine erneute Festsetzung pflegerischer Interventionen. Danach erfolgt deren Umsetzung bis zu dem Zeitpunkt, an dem eine erneute Evaluation angebracht erscheint.

Bezieht sich die Evaluation einer gemeinsamen informierten Entscheidungsfindung auf die Erarbeitung der Förderung der Alltagskompetenzen, kann sie auch den langsamen Rückzug der Pflegenden aus der pflegerischen Versorgung bedeuten. Damit treten die pflegerischen Interventionen hinter den eigenen wiedererlangten Alltagskompetenzen zurück und entlassen den älteren Menschen so in seine Selbstständigkeit zurück.

Langsamer Rückzug der Pflegenden aus der Versorgung

Dieser Rückzug erfolgt langsam und ebenfalls abgesprochen mit dem älteren Menschen, damit er erstens darum weiß und zweitens im Falle von Unsicherheiten auf die Unterstützung der Pflege zurückgreifen kann, bis die von ihm intendierte Selbstsicherheit wieder eingetreten ist.

Die Wiedererlangung der Selbstsicherheit wird aus einer professionellen Distanz aufmerksam wahrgenommen und durch gezieltes Nachfragen zum Erfolg und den hinderlichen Faktoren begleitet. Dabei werden auch notwendigerweise auftretende Missgeschicke thematisiert und dafür neue Lösungen gesucht. Im Laufe der Zeit kann es den älteren Menschen auch überlassen werden, selbst nach eigenen Lösungen zu suchen. Diese eigene Problemlösungskompetenz führt die ältere Person behutsam dazu, die Eigenverantwortung für die eigene Lebenssituation zu übernehmen. Erst wenn dieser Schritt gelingt, stellt sich die erwünschte Nachhaltigkeit ein, die die Ergebnisse des gesamten gemeinsamen und informierten Entscheidungs- und Gestaltungsprozesses sichern kann. Um diese Nachhaltigkeit zu errei-

Wahrnehmung aus professioneller Distanz heraus

chen und zu sichern, bedarf es einer großzügigen Zeitplanung, damit durch den Druck auf den älteren Menschen nicht Misserfolge entstehen.

Die gesamte Zeitschiene im Überblick verdeutlicht die verschiedenen Phasen der gemeinsamen Ergebnissicherung und die Erlangung von Nachhaltigkeit (▶ Abb. 13).

Abb. 13:
Die Phasen der
Ergebnissicherung

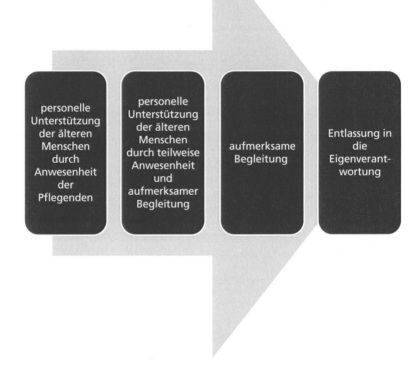

personelle Unterstützung der älteren Menschen durch Anwesenheit der Pflegenden

personelle Unterstützung der älteren Menschen durch teilweise Anwesenheit und aufmerksamer Begleitung

aufmerksame Begleitung

Entlassung in die Eigenverantwortung

Personelle
Unterstützung

Die erste Phase der Ergebnissicherung zur Erhaltung der Nachhaltigkeit umfasst die personelle Unterstützung der älteren Menschen durch Anwesenheit der Pflegenden. In dieser Phase können pflegerische Interventionen mit der sie begleitenden Beratung und Anleitung erfolgen, da die Pflegenden anwesend sind.

Kommunikative
Begleitung

In der nächsten Phase wechselt sich die personelle Unterstützung durch Anwesenheit der Pflegenden mit einer kommunikativen Begleitung ab. So entwickelt sich eine teilweise Anwesenheit durch pflegerische Interventionen vor Ort bei den älteren Menschen und einer aufmerksamen Begleitung aus der Ferne. In der persönlichen Begleitung können Pflegende anleiten und beraten, aus der Ferne sind Gespräche, z. B. Telefonate, Mail etc. möglich, um sich berichten zu lassen, welche Erfolge erzielt werden konnten oder welche Misserfolge eingetreten sind. Eine sehr aufmerksame Wahrnehmung zielt darauf ab, herauszufinden, welche Alltagskompetenzen der ältere Mensch bereits selbst durchführen und verantworten kann und bei welchen noch Unterstützungsbedarf erforderlich ist.

Die letzte Phase ist geprägt von der aufmerksamen Begleitung, die aus einem aktiven Ansprechen der älteren Menschen durch die Pflegenden erfolgt oder als ein Auftrag, dass die älteren Menschen selbst bei Fragen Kontakt aufnehmen sollen oder können. Die Eigeninitiative zu ergreifen, falls unlösbare Hürden im täglichen Leben zur Bewältigung des Alltags auftreten, ist der Beginn der Übernahme der Eigenverantwortung.

Aufmerksame Begleitung

Beschränkt sich die aufmerksame Begleitung der älteren Menschen nur noch auf ihr aktives Anmelden von Schwierigkeiten, kann davon ausgegangen werden, dass sie die Eigenverantwortung wieder selbst übernehmen können. Die Übernahme der Eigenverantwortung beinhaltet dann das Treffen sämtlicher Entscheidungen im Alltag.

Bei vielen älteren Menschen kann aufgrund von kognitiven oder psychischen Einschränkungen die Übernahme der Eigenverantwortung nicht komplett angestrebt werden. Ein Kompensationsmechanismus kann dabei das soziale Netzwerk des älteren Menschen sein. Konkret ist das private oder informelle soziale Netzwerk gemeint, das anstelle der älteren Menschen durch die Begleitung ihrer Angehörigen oder anderen Teilnehmern des informellen Netzwerks, z. B. gesetzliche Betreuer, die Ergebnissicherung und die damit verbundene Nachhaltigkeit gewährleistet.

Kompensations-mechanismus

Aus der Perspektive der Pflegenden kann die Begleitung bei der Wiedererlangung der Eigenverantwortung entlastet werden, denn pflegerische Interventionen sind von Anfang an auf die Erlangung der größtmöglichen Unabhängigkeit angelegt.

Die Wiedererlangung der Eigenverantwortung bedeutet auch, dass die Verantwortung für den älteren Menschen auf den Pflegenden lastet, aber schrittweise auf den älteren Menschen selbst oder sein privates und informelles Netzwerk übertragen wird. Diese Entwicklung scheint an dieser Stelle im Zusammenhang mit Selbstbestimmung und Autonomie folgerichtig. Beides mündet konsequenterweise in der Wiederübernahme von Eigenverantwortung. Selbstbestimmung und Autonomie sind unter diesem Vorzeichen nicht nur ein Anspruch an andere, sondern führen nach der Befähigung dazu, auch für seine selbstbestimmten Entscheidungen aktiv die Verantwortung zu übernehmen.

5.3   Fazit

Die individuellen Vorstellungen der älteren Menschen spiegeln sich in ihrem Bedürfnis nach Selbst- oder Fremdbestimmung. Auch können bei einer Entscheidungsfindung ambivalente Haltungen auftauchen.

Um die Eigenheiten in der Entscheidungsfindung bei älteren Menschen zu integrieren, bietet sich die gemeinsame informierte Entscheidungsfindung an. Eine gemeinsame Entscheidung schafft die Vorrausetzung für die nachhaltige Umsetzung. Eine angemessene Informationsgrundlage bietet ein Gefühl der Sicherheit, die richtige Entscheidung zu treffen oder getroffen zu haben.

5.4 Meine Lerngeschichte

Zum Ende dieses Kapitels ist wieder die Möglichkeit vorgesehen, ein persönliches Lerntagebuch weiter zu vervollständigen.

Lernfragen

- Welche Inhalte oder Konzepte erscheinen mir so wichtig, dass ich sie noch einmal nachlesen möchte?
- Welche Inhalte oder Konzepte erscheinen mir so wichtig, dass ich sie in der Praxis ausprobieren möchte?
- Gab es Inhalte, die mir dabei halfen, Themen aus anderen Kapiteln zu verstehen?
- Gab es Inhalte oder Konzepte, die mit meiner beruflichen Erfahrung übereinstimmen oder dieser widersprechen?
- Welche weiterführenden Fragen wirft das Gelernte auf? Möchte ich dazu mehr erfahren?
- Welche Fragen bleiben offen?

Eigene Gedanken:

_____

_____

_____

_____

_____

---

6   Schlusswort und Darstellung des Lernerfolgs

Nach der Lektüre des vorliegenden Buches ist es möglich, zu reflektieren, welcher Zugewinn von Fachwissen und Methodenwissen erreicht werden konnte. An dieser Stelle leisten Leitfragen gute Dienste, um sich den Lernerfolg zu vergegenwärtigen.

Zugewinn von Fach- und Methodenwissen

Folgende Leitfragen könnten reflektiert werden:

112

* Was habe ich schon gewusst?
* Was habe ich Neues erfahren?
* Wo würde ich gerne praktische Erfahrungen sammeln?

Die drei Fragen zielen darauf ab, sich mit schon vorhandenem und neuem Wissen auseinanderzusetzen. Das neuerworbene Wissen hat ggf. neugierig gemacht und Lust auf eine praktische Umsetzung geweckt. Die praktische Umsetzung ist sehr im Sinne dieses Buches, soll es die pflegerische Praxis verändern. Unterstützung leisten dabei die Leitfragen und -thesen, die im Buch vorgeschlagen werden, damit der Anfang und die Erprobung praktischer Übungen oder die persönliche Reflexion leicht gemacht werden. Bei sich einstellender Routine können die Leitfragen gut durch Fragen der einzelnen Pflegenden ersetzt werden und bekommen so die notwendige »persönliche Note«, die Kommunikation, ein Aushandlungsprozess mit einer gemeinsamen Entscheidungsfindung, lebhaft gestaltet. Die Thesen regen zur Findung eigener Positionen an, um professionelle Anforderungen ausfüllen zu können.

Die Leitfragen helfen auch, aus der gewohnten Denkweise um Defizite bei älteren Menschen zu einer ressourcenorientierten Denkweise zu gelangen. Darunter kann auch die Befähigung zur Selbstbestimmung bei vorliegender Pflegebedürftigkeit gezählt werden. Dieser Denkansatz findet sich bis jetzt nur in wenigen pflegerischen Kontexten wieder, erlangt aber langsam Bedeutung, z. B. bei der Anwendung des umfassenden Pflegebedürftigkeitsbegriffes oder in der Rehabilitation.

Der Wunsch etwas Neues auszuprobieren, sich des schon Gelernten zu vergewissern, steht für Lernen und bei intensiver Auseinandersetzung für einen Lernerfolg. Dieser wiederum steht für die eigene Motivation und Entwicklung. Damit schließt sich der Kreis zu den älteren Menschen, die vor genau denselben Herausforderungen stehen. Gemeinsam macht es Spaß.

Literatur

Arbeitskreis Deutscher Qualifikationsrahmen (2011) Deutscher Qualifikationsrahmen für lebenslanges Lernen, 22.3.2011

Bundesgesetzblatt (2017) Jahrgang 2017 Teil 1 Nr. 49, ausgegeben zu Bonn am 24. Juli 2017

Bundesministerium der Justiz und für Verbraucherschutz (2018) Betreuungsrecht, mit ausführlichen Informationen zur Vorsorgevollmacht, Publikationsversand der Bundesregierung, 3/ 2018

Bundesministerium für Familie, Senioren, Frauen und Jugend und Bundesministerium für Gesundheit (Hrsg.) (2018) Charta der Rechte hilfe- und pflegebedürftiger Menschen, 2018

Deutscher Bundestag (2019) Grundgesetz für die Bundesrepublik Deutschland, zuletzt geändert am 28. März 2019

Flick, U (2014) Qualitative Sozialforschung: Eine Einführung, rowohlts Enzyklopädie

GKV-Spitzenverband (2017) Vereinbarung nach § 132g Abs. 3 SGB V über Inhalte und Anforderungen der gesundheitlichen Versorgungsplanung für die letzte Lebensphase vom 13.12.2017

Hamann, J (2006) Adhärenz, evidenzbasierte Patienteninformation und partizipative Entscheidungsfindung bei MS – Schlagworte oder Wegweiser? in: Neurologie und Rehabilitation, Jahrgang 12, Heft 4, Seiten 232–238, Thieme Verlag, Stuttgart

Hessische Einrichtungs- und Heimaufsicht (2016) Hessisches Gesetz über Betreuungs- und Pflegeleistungen (HGBP) zuletzt geändert durch am 19. Dezember 2016

Kümpers, Susanne et al. (2012) Der Autonomiebegriff im Kontext von Hilfe- und Pflegebedürftigkeit und sozialer Benachteiligung, in: Autonomie trotz Armut und Pflegebedarf

Lüscher, Kurt et al. (2016) Ambivalenz – Ein Schlüsselbegriff der Gerontologie? Elemente einer Heuristik am Beispiel der Identitätsbildung im Alter, In: Zeitschrift für Gerontologie und Geriatrie, Band 49, Heft 1, SpringerMedizin, Heidelberg

MTG Malteser Trägergesellschaft gGmbH (Hrsg) (2005) Ethische Fallbesprechung, eine interdisziplinäre Form der klinischen Fallberatung

Medizinischer Dienst Spitzenverbände Kranken- und Pflegekasse (2019) Richtlinien des GKV-Spitzenverbandes für die Qualitätsprüfung in Pflegeeinrichtungen nach § 114 SGB XI Vollstationäre Pflege

Schrems, Berta (2013) Fallarbeit in der Pflege, Facultas Verlag, Wien

Schwedler, Anna et al. (2018) Rechtswissenschaftlicher Abschlussbericht zum Forschungsprojekt: Interdisziplinäre Untersuchung zu Rechtsschutzdefiziten und Rechtsschutzpotentialen bei Versorgungsmängeln in der häuslichen Pflege alter Menschen (VERA) gefördert vom Beauftragten der Bundesregierung für die Belange der Patientinnen und Patienten, zugleich Bevollmächtigter für Pflege Förderkennzeichen, 4/2018

Smoliner, Andrea et al. (2009) Präferenzen und Erleben von Patienten zur Beteiligung an pflegerischen Entscheidungen im Akutspital – Eine Analyse der Übereinstimmung von Präferenzen und Erleben sowie der Einflussfaktoren bezogen auf verschiedene Entscheidungstypen, in: Pflege 2009/22 Jahrgang/ Heft 6, Seite 411-420, Verlag Hans Huber, Hogrefe AG, Bern

UNO (2008) UN Behindertenrechtskonvention »Übereinkommen über die Rechte von Menschen mit Behinderungen« (Convention on the Rights of Persons with Disabilities — CRPD), a 3. Mai 2008 in Kraft getreten

Verbraucherzentrale (Hrsg.) (2012) Gute Pflege im Heim und zu Hause – Pflegequalität erkennen und einfordern, 2. Auflage

Wahl, Hans-Werner (2002) Lebensumwelten im Alter, Band 230 Schriftenreihe des Bundesministeriums für Familie, Senioren, Frauen und Jugend, Kohlhammer Verlag, Stuttgart

Wulff, Ines et al. (2010) Autonomie im Pflegeheim – konzeptionelle Überlegungen zu Selbstbestimmung und Handlungsfähigkeit anhand eines Modells, in: Pflege, 2010/ 23. Jahrgang/ Heft 4, Seite 240–148, Verlag Hans Huber, Hofgrefe AG, Bern

Stichwortverzeichnis